便 秘

主　编　郭俊杰　郭玉兰

副主编　桑俊福

编　者（以姓氏笔画为序）：

于　涛　马文颖　白雅君　张　舫

张黎黎　李　东　李晓玲　赵　慧

赵晓丹　夏　欣

U0254964

中国协和医科大学出版社

图书在版编目（CIP）数据

便秘／郭俊杰，郭玉兰主编. —北京：中国协和医科大学出版社，2015.4
（常见病预防训练掌中宝）
ISBN 978-7-5679-0170-4

Ⅰ. ①便… Ⅱ. ①郭… ②郭… Ⅲ. ①便秘－预防（卫生）
Ⅳ. ①R574.620.1

中国版本图书馆 CIP 数据核字（2014）第 211368 号

常见病预防训练掌中宝
便秘

主　　编：郭俊杰　郭玉兰
责任编辑：吴桂梅

出版发行：**中国协和医科大学出版社**
　　　　　（北京东单三条九号　邮编 100730　电话 65260431）
网　　址：www. pumcp. com
经　　销：新华书店总店北京发行所
印　　刷：北京玺诚印务有限公司

开　　本：710×1000　1/16 开
印　　张：11.75
字　　数：200 千字
版　　次：2015 年 6 月第 1 版
印　　次：2018 年 10 月第 6 次印刷
定　　价：23.00 元

ISBN 978-7-5679-0170-4

前　言

　　人吃五谷杂粮，难免会生这样或那样的疾病。随着人民生活水平的提高和饮食结构的改变，再加上生活节奏加快、工作压力增加、不良生活方式等原因，便秘的患病人数越来越多。从现代医学角度来看，便秘不是一种具体的疾病，而是多种疾病都可能出现的临床症状，主要是指排便次数减少、粪便量减少、粪便干结、排便费力等。虽说便秘不是什么大病，但也不可忽视它对人们的危害。因为便秘不仅会增加心脑血管疾病的危险因素，还会诱发大肠癌，长期便秘也会给人带来巨大的精神折磨。因此，应足够重视、积极预防和治疗便秘。为了使广大群众、尤其是便秘患者进一步了解、掌握有关便秘防治方面的知识，我们精心编写了此书。

　　本书通过读者自测的形式与读者互动，从专业角度阐述关于便秘及其相关的知识。上篇为"便秘知识自测"，"自测题"部分可以使读者准确、快速地掌握便秘的相关知识，"对"就是"对"、"错"就是"错"，避免受到模棱两可的知识干扰。每道自测题目都简洁明了，节约了读者大量的阅读时间；避免了长时间阅读的乏味，增加了可读性。"重点提示"部分是针对"自测题"做出的简要说明，方便读者更好地理解便秘相关知识。下篇为"预防训练"部分，针对每个训练动作都有文字介绍及配图，读者照图做就可以，训练方法操作简便，实用性强。只要能够长期坚持训练，就会有意想不到的收获。

　　本书适用于关注自身健康的人群，可作为便秘患者家庭治疗和自我调养康复的常备用书，也可供基层医护人员参考。

　　由于我们水平有限，书中不当之处在所难免，欢迎广大读者批评指正。

郭俊杰　郭玉兰

2015 年 3 月

目　录

上 篇

便秘知识自测

一、便秘的基础知识

	是	否
1. 出生后 1 周内的新生儿，平均每天排便 4 次，而哺喂母乳的婴儿可以多至6~7 次。	☐	☐
2. 幼儿到了 2 岁左右，排便次数就和成年人差不多。	☐	☐
3. 一般来讲，成年人每次排便的时间大约 20 分钟。	☐	☐
4. 经常隔一天才解大便，就是患上了便秘。	☐	☐
5. 儿童粪便呈黄色或黄褐色、圆柱状、成形软便。	☐	☐
6. 正常粪便为酸性，其在结肠存留的时间越长，酸度越高。	☐	☐
7. 一旦出现脓血便、果酱色便或黑色便必须去医院就医。	☐	☐
8. 粪便干燥、排便困难是便秘的一种常见症状，多见于女性和中老年人。	☐	☐
9. 脑血管病、截瘫、（结）直肠肿瘤、结肠炎症、肛管直肠狭窄、痔、肛裂等疾病均可引起粪便干燥、排便困难。	☐	☐
10. 大便干燥、排便困难应该挂肛肠科。	☐	☐
11. 婴幼儿便秘应该挂肛肠科。	☐	☐
12. 不排便时，粪便储存在横结肠内。	☐	☐
13. 排便动作是在大脑皮质影响下进行的，意识可加强或抑制排便。	☐	☐
14. 便秘是指粪便量太少、太硬，排出困难，费力费时，每周便次少于 2~3 次者，并伴有腹胀、嗳气、口苦等症状。	☐	☐
15. 好多人经常排便困难，排便困难是一种病。	☐	☐
16. 便秘按病理生理基础可分为出口梗阻型便秘、结肠慢传输型便秘和混合型便秘。	☐	☐
17. 孤立性直肠溃疡综合征属于结肠慢传输型便秘。	☐	☐
18. 出口梗阻型便秘又称直肠性便秘。	☐	☐

答案：

1. 是　2. 否　3. 否　4. 否　5. 否　6. 否　7. 是　8. 是　9. 是
10. 是　11. 否　12. 否　13. 是　14. 是　15. 否　16. 否　17. 否　18. 是

重点提示：

◆ 出生后1周内的新生儿，平均每天排便4次，而哺喂母乳的婴儿可以多至6~7次；1岁左右的幼儿约每天2次，到了4岁左右，就和成年人差不多。

◆ 一般来讲，成年人每次排便的时间大约10分钟，但许多因素都可以使排便时间延长，比如年老体弱者，心脑疾病患者，大便时看书、闲谈等。

◆ 很多人误以为没有每日排便就是便秘，其实并非所有人都是每日排便1次，通常从每天3次到1周3次都视为正常，只要排便没有困难或不适即可。

◆ 正常成年人的粪便为黄色或黄褐色、圆柱状、成形软便，长10~20厘米，直径2~4厘米，重量100~200克；儿童粪便呈黄色或金黄色，为不成形的糊状便。

◆ 正常粪便为碱性，其碱性高低与在结肠存留的时间长短有关，存留时间越长，碱性越高。

◆ 不管孩子出的是什么问题，如果不是需要急救的话，都应该看小儿科。因为小孩的生长发育与成年人不完全相同，病情变化特别快，就算症状与成年人相似，但病因不一定相同，最好是先到综合医院的小儿科或儿童医院诊治。目前，国内许多医院没有设立小儿肛肠科，只能在排除儿科疾病之后再转到肛肠科诊治。

◆ 食物经小肠消化吸收进入大肠，在大肠推动下，快速地把粪便从横结肠送入乙状结肠，进而送入直肠。不排便时，这些粪便就储存在乙状结肠内。

◆ 排便困难是一种不正常的现象，它不是一种病，而是许多疾病共有的症状。

◆ 便秘按病理生理基础可分为机械梗阻性便秘和动力性便秘；按结肠通过时间可分为出口梗阻型便秘、结肠慢传输型便秘和混合型便秘。

◆ 临床上，功能性便秘可分为结肠慢传输型便秘、出口梗阻型便秘和混合型便秘三种。出口梗阻型便秘又称直肠性便秘，包括：①直肠前突。②直肠内套叠。③耻骨直肠肌综合征。④内括约肌失弛缓症。⑤会阴下降综合征。⑥盆底肌痉挛综合征。⑦孤立性直肠溃疡综合征。

	是	否
19. 中医学一般将便秘分为实秘、虚秘、热秘、冷秘、气秘、寒秘。	☐	☐
20. 便秘更多见于青少年人、女性、妊娠妇女、产后及排便习惯不良的人。	☐	☐
21. 功能性便秘主要是由于肠功能紊乱。	☐	☐
22. 胃肠道以外其他器官组织的病变或疾病，侵及胃肠道而引起的便秘属于功能性便秘。	☐	☐
23. 结肠慢传输型便秘又称结肠无力，属慢性、原发性、器质性便秘，多发于育龄期妇女。	☐	☐
24. 习惯性便秘又称功能性便秘，可发生于任何年龄，但以中老年人更为常见。	☐	☐
25. 习惯性便秘的实质是慢性不完全性的肠梗阻。	☐	☐
26. 顽固性便秘因其梗阻部位不同，可分为结肠型、直肠型、混合型三种类型。	☐	☐
27. 便秘的"自家中毒"是指长期慢性便秘的患者，经常出现头痛、头晕、心烦、失眠、口苦、口臭、食欲缺乏及疲乏无力等全身症状。	☐	☐
28. 长期便秘若不及时治疗可诱发直肠癌、结肠癌、乳腺癌等癌症。	☐	☐
29. 长期便秘若不及时治疗可形成肠溃疡，严重者可引起肠穿孔。	☐	☐
30. 便秘不仅影响老年人的生理功能，造成机体抵抗力和免疫力下降，而且能直接诱发心脑血管疾病、肠憩室病和憩室炎等疾病，加重老年病病情等，带来许多严重后果和危害。	☐	☐
31. 儿童便秘不会影响儿童的智力发育。	☐	☐
32. 便秘是心绞痛、心肌梗死的诱发因素之一。	☐	☐
33. 冠心病患者及陈旧性心肌梗死患者等一定要预防便秘，保持大便通畅。	☐	☐
34. 便秘对高血压患者的最大危害，就是能促发脑出血等脑血管病。	☐	☐
35. 在众多的可引起脑卒中的诱因中，便秘是一个重要而常见的诱因。	☐	☐

答案:

19. 是　20. 否　21. 是　22. 否　23. 否　24. 是　25. 否　26. 是　27. 是
28. 是　29. 是　30. 是　31. 否　32. 是　33. 是　34. 是　35. 是

重点提示:

◆ 便秘是一种常见的临床症状,男女老少均可发生,但更多见于老年人、女性、妊娠妇女、产后、儿童、长期卧床、饮食及排便习惯不良的人。

◆ 由于体内发生器质性病变,直接或间接影响肠道功能而引起的便秘,称器质性便秘。例如肠梗阻、手术后并发的肠粘连、腹腔内巨大肿瘤、结肠癌、直肠癌等肠道器质性病变引起的便秘,或胃肠道以外其他器官组织的病变或疾病,侵及胃肠道而引起的便秘等,均属于器质性便秘的范畴。

◆ 结肠慢传输型便秘是指结肠的传输功能障碍,结肠运动减弱,肠内容物传输缓慢所引起的便秘,又称结肠无力,属慢性、原发性、功能性便秘,多发于育龄期妇女。

◆ 顽固性便秘是指病程超过 2 年,经非手术治疗不能奏效,以及药物治疗不能治愈的一类便秘。其实质是慢性不完全性的肠梗阻。顽固性便秘因其梗阻部位不同,可分为结肠型、直肠型、混合型三种类型。

◆ 便秘不仅影响老年人的生理功能,造成机体抵抗力和免疫力下降,而且能直接引发如下一些疾病,加重老年病病情等,带来许多严重后果和危害:①阿尔茨海默病（老年痴呆症）。②诱发心脑血管疾病。③易诱发肠憩室病和憩室炎。④易发生肠梗阻。⑤息肉癌变。⑥脱肛。

◆ 便秘可引起儿童的记忆力减退,同时对逻辑思维能力和创造思维能力也有影响。因为便秘时食物长期滞留于肠道,产生大量的有害气体和毒素,经肠壁吸收进入血液循环系统,运送到各个器官和大脑,从而阻碍脑神经的正常传导功能,影响智力的发育。

◆ 便秘是心绞痛、心肌梗死的诱发因素之一。因为便秘时可造成腹胀、腹痛、烦躁不安等,这些均可增加心肌耗氧量,加重心脏负担。特别是大便秘结、排便过度用力可使心肌耗氧量急剧上升,诱发心绞痛,甚至导致心肌梗死、动脉瘤或室壁瘤破裂。有些患者用力排便,还可诱发严重的心律失常。因此,冠心病患者及陈旧性心肌梗死患者等一定要预防便秘,保持大便通畅。

	是	否
36. 人体肠道内的细菌能将没有被消化的蛋白质分解成氨、硫醇、吲哚、硫化氢和组胺等有毒物质。	□	□
37. 老年人长期便秘不容易引发阿尔茨海默病。	□	□
38. 长期便秘易发生大肠癌。	□	□
39. 长期便秘不易发生乳腺癌。	□	□
40. 便秘可提示前列腺癌、宫颈癌。	□	□
41. 便秘不会影响性生活。	□	□
42. 女性便秘不会导致不孕。	□	□
43. 孕妇便秘治疗不当会导致流产。	□	□
44. 长期便秘会引起输卵管炎。	□	□
45. 严重便秘会导致抑郁症。	□	□
46. 便秘是遗传病。	□	□
47. 钙通道阻滞药及铅、砷、汞、磷等中毒都可引起便秘。	□	□
48. 甲状腺功能减退症、甲状腺功能亢进症、低钾血症、肥胖症、垂体功能减退症、嗜铬细胞瘤、慢性铅中毒等内分泌与代谢病可引起便秘。	□	□
49. 充血性心力衰竭、缩窄性心包炎、门静脉高压、肝静脉阻塞综合征等循环系统疾病可引起便秘。	□	□
50. 脑炎、脑肿瘤、脑血管病、脑萎缩、截瘫等疾病属于引起便秘的外科疾病。	□	□

答案：

36. 是　37. 否　38. 是　39. 否　40. 是　41. 否　42. 否　43. 是
44. 是　45. 是　46. 否　47. 是　48. 是　49. 是　50. 否

重点提示：

◆ 正常情况下，人体肠道内的细菌能将没有被消化的蛋白质分解成氨、硫醇、吲哚、硫化氢和组胺等有毒物质，这些有毒物质生成后可通过大便排出体外。而老年便秘患者由于不能正常排除这些有毒物质，久而久之，体内就会积累大量有毒物质。当体内有毒物质积累到一定程度、超过肝的解毒能力时，有毒物质就会随着血液循环慢慢进入大脑，损害人的中枢神经系统，成为催化老年智力下降的罪魁祸首。因为老年人进食量相对减少，消化功能也相对较差，代谢功能呈明显衰退的趋势，所以老年人长期便秘极容易引发阿尔茨海默病。

◆ 便秘者的粪便中存在一种致突变原。经测定，该突变原与目前已知几种致癌物质类似。这些致突变原经肠道吸收后，可随血液循环进入对其相当敏感的乳腺组织，这样，发生乳腺癌的可能性就会明显地增加了。

◆ 性快感与很多因素有关，最主要就是受到盆腔底部肌肉和神经的影响。便秘则会影响盆腔肌肉的活力，从而降低肌肉收缩度，同时，会使胆固醇排泄受阻。血液中胆固醇含量增多，血管易受到侵袭而发生硬化，这会影响内皮细胞功能，对男性阴茎勃起和女性阴蒂胀大不利。长期便秘还会使体内毒素增加，妨碍一氧化氮、血管活性肠肽等增加性快感的神经递质合成、贮存、释放。便秘还会导致腹胀，让人感到不适，造成性欲减退。总而言之，长期便秘者容易出现性欲减退、男性勃起功能障碍、早泄、性冷淡或性高潮缺失。

◆ 育龄女性便秘会丧失生儿育女的机会，因为粪便中有一种特殊的化合物，会妨碍排卵而导致不孕。长期便秘时肠道内的病菌可侵入到邻近的输卵管及卵巢。输卵管可因炎症而发生管腔阻塞，从而阻碍精子和卵细胞相遇，结果导致不孕。

◆ 女性由于活动量少、饮食精细，加之自身的生理特点等原因，比男性更容易患便秘。孕妇属于特殊的群体，在治疗便秘时不宜用导泻药或者刺激作用强的润肠药，以免胃肠蠕动增强引起子宫收缩，导致流产或早产。

◆ 患者长期便秘，粪便长时间停留在人体内，有毒物质（如氨类）得不到清除，会对人的神经调节功能产生影响，造成部分患者精神上的损伤，加上病痛折磨，易出现抑郁症状。

◆ 所谓便秘，从现代医学角度来看，不是一种具体的疾病，而是多种疾病的一个症状，因此，便秘不属于遗传病。

	是	否
51. 结肠癌、直肠癌、结肠扭转、炎性肠病、吻合口狭窄、肠套叠、肛管直肠狭窄等结肠机械性梗阻属于引起便秘的外科疾病。	□	□
52. 子宫或卵巢的良性、恶性肿瘤可引起便秘。	□	□
53. 正常人大肠中约有 100 毫升气体，主要有氮气、二氧化碳、甲烷、硫化氢及大量氧气。	□	□
54. 放屁是一种异常现象。	□	□
55. 小儿常吃膨化食品会引起便秘。	□	□
56. 经常吃油炸食品不会导致便秘。	□	□
57. 便秘患者可以自行服泻药通便。	□	□
58. 便秘可以通过微创手术治疗。	□	□
59. 对于结肠慢传输型便秘可以通过采用吻合器经肛直肠切除术（STARR 术）治疗。	□	□
60. 对于直肠前突、直肠内套叠等出口梗阻型便秘可以通过吻合器痔上黏膜环切术（PPH 术）或采用腹腔镜手术完成全结肠切除术。	□	□
61. 正常的粪便一般呈黄绿色。	□	□
62. 便秘是一种常见的疾病，尤其是老年人的常见疾病。	□	□
63. 培养在进餐后排便的习惯，可有效地预防便秘。	□	□
64. 正常粪便中可见到红细胞或白细胞，也可见到上皮细胞。	□	□
65. 正常粪便不会有脂肪滴，大量肉食后可见有少量肌肉纤维组织。	□	□
66. 在粪便中见到植物纤维和植物细胞，表示是病态。	□	□
67. 正常粪便中有时可有虫卵和虫体。	□	□
68. 粪便隐血试验正常应为阴性，粪胆红素定性试验正常应为阳性反应。	□	□

答案：

51. 是	52. 是	53. 否	54. 否	55. 是	56. 否	57. 否	58. 是	59. 否
60. 否	61. 否	62. 是	63. 是	64. 否	65. 是	66. 否	67. 否	68. 是

重点提示：

◆ 引起便秘的外科疾病包括以下几类。①先天性疾病：如先天性巨结肠。②结肠机械性梗阻：如结肠癌、直肠癌、结肠扭转、炎性肠病、吻合口狭窄、肠套叠、肛管直肠狭窄等。③出口性梗阻：如直肠前突、直肠内套叠、盆底痉挛综合征、内括约肌失弛缓症、耻骨直肠肌肥厚、会阴下降、盆底疝等。④肛周疾病：如痔、肛裂等。⑤结直肠神经病变：如假性肠梗阻、特发性巨结肠、肠易激综合征等。

◆ 正常人大肠中约有100毫升气体，主要有氮气、二氧化碳、甲烷、硫化氢及少量氧气。大肠内的气体一部分被细菌消耗利用，一部分由肛门排出，即"放屁"。放屁是肠道正常运行的一种表现。相反，如果不放屁，或放屁过多、过臭，则为一种异常现象。

◆ 膨化食品中缺乏纤维，口感细腻。纤维虽然不能被人体吸收，但是可以在大肠内膨胀，软化粪便，长期食用少纤维的食品会导致便秘。

◆ 常吃油炸食品，由于缺乏纤维素和水分，食物残渣对肠道不能形成一定量的刺激，肠蠕动缓慢，不能及时将食物残渣推向直肠，食物残渣在肠内停留时间延长，水分过多吸收而使粪便干燥，从而引起便秘。

◆ 滥服泻药有五大危害：成瘾性、耐药性、诱发肠癌、加重便秘、引起胃肠功能紊乱。所以，便秘患者不可在便秘原因不明，又不了解泻药作用的情况下，不分青红皂白地一出现便秘就自行服泻药通便。

◆ 对于结肠慢传输型便秘可以通过腹腔镜手术完成全结肠切除术。对于直肠前突、直肠内套叠等出口梗阻型便秘可以通过吻合器痔上黏膜环切术（PPH术）或采用吻合器经肛直肠切除术（STARR术）治疗。

◆ 胆红素在回肠末端和结肠经细菌作用形成粪胆素，粪胆素是棕黄色的，所以正常的粪便一般呈棕黄色。

◆ 结肠的蠕动常常由胃-结肠反射引起，故排便常发生于进食之后。因此，培养在进餐后排便的习惯，可有效地预防便秘。

◆ 粪便显微镜检查：①正常粪便中应无红细胞、白细胞，也见不到上皮细胞。②正常粪便不会有脂肪滴，大量肉食后可见有少量肌肉纤维组织，在粪便中见到植物纤维和植物细胞，不一定表示是病态。③正常粪便中不应出现虫卵和虫体。④粪便隐血试验正常应为阴性，粪胆红素定性试验正常应为阳性反应。

	是	否
69. 由其他疾病引起的、有原因的便秘，称为功能性便秘。	☐	☐
70. 老年人发生便秘初次就诊时，应首先排除结肠、直肠、肛门的病变或恶性疾病；如果不能找到病因，还必须排除全身性疾病。	☐	☐
71. 慢性习惯性便秘可由结肠功能紊乱引起，称为结肠型便秘。	☐	☐
72. 结肠痉挛型便秘主要见于以便秘为主的肠易激综合征，症状以大便呈羊粪球状、并有左下腹疼痛为特点，这种类型的便秘以老年人多见。	☐	☐
73. 直肠型便秘患者如果进行直肠肛检，常能在直肠部位触及粪块。	☐	☐
74. B 族维生素缺乏可引起便秘。	☐	☐
75. 如果是新生儿出生后 24 小时内没有胎粪排出，要考虑是否存在肛门闭锁或狭窄等肠梗阻表现。	☐	☐
76. 幼儿饮水量和进食量过少都会引起便秘。	☐	☐
77. 控制饮食不会导致皮肤粗糙及色斑的形成。	☐	☐
78. 女性天生就容易便秘。	☐	☐
79. 预防便秘应补充纤维素，但在补充的同时不需要增加饮水量，防止粪便膨大，不利于在结肠内推进。	☐	☐
80. 便秘不会引起女性月经失调。	☐	☐
81. 女性长期便秘可引起附件炎。	☐	☐
82. 便秘与血糖之间没有必然的关系和联系。	☐	☐
83. 若因高血糖影响胃肠道自主神经功能而出现便秘，需要在控制血糖的基础上，使用促胃肠动力药，如西沙必利、吗丁啉等。	☐	☐
84. 长期便秘会引发心理障碍。	☐	☐

答案:

69. 否	70. 是	71. 是	72. 否	73. 是	74. 是	75. 是	76. 是
77. 否	78. 是	79. 否	80. 否	81. 是	82. 否	83. 是	84. 是

重点提示:

◆ 由其他疾病引起的、有原因的便秘,称继发性便秘。

◆ 结肠痉挛型便秘主要见于以便秘为主的肠易激综合征,症状以大便呈羊粪球状、并有左下腹疼痛为特点,这种类型便秘以中青年多见。

◆ 直肠型便秘,是由于直肠平滑肌弛缓,或直肠壁压力感受器敏感性减退,致使直肠反射迟钝,粪便长时间滞留于直肠而不能排出。患者可有里急后重感,如果进行直肠肛诊,常能在直肠触及粪块。

◆ 如果幼儿饮水量过少,特别是夏天,出汗多,血容量不足,可以引起肠道内水分不足,导致大便干燥引起便秘;如果进食量过少,不能形成足够量的粪便,无法刺激有效的肠蠕动,也会导致便秘。

◆ 控制饮食会造成进食量减少。如果进食量过少,往往不能形成足够量的粪便,不能刺激肠道形成有效的蠕动,因而无法把粪便排出体外。粪便长期无法排出体外,会造成毒素的吸收,导致皮肤粗糙及色斑等的形成。

◆ 女性天生就容易便秘。首先,是由于生理解剖上的差别所致。因为子宫在盆腔内挤压直肠,所以直肠的弯曲度增大,使粪便通过较慢,并且使其中的水分被吸收,因而造成硬便难以排出。其次是女性生殖器官的影响,即肛门前面是阴道,周围的肌肉薄弱,加之月经期充血,妊娠期盆底肌肉松弛,尤其是分娩时用力过度,使会阴部的肌肉受损,都容易致使便秘发生。

◆ 为预防便秘,在补充纤维素的同时还需增加饮水量,以保证粪便内有足够的水分,使粪便软化,利于在结肠内推进。

◆ 便秘可能会引起女性月经紊乱。直肠内大便过度充盈后,子宫颈会被向前推移,子宫则向后倾斜。如果长时间反复发生子宫后倾,子宫阔韧带内的静脉就会受压而不畅通,子宫壁会发生充血并失去弹性,引发腰痛、月经紊乱。

◆ 如果长期便秘,停留在肠管内排泄物中的各种细菌、病毒、真菌等病原体,可以通过毛细血管、淋巴管直接蔓延到左侧输卵管及卵巢,引起附件炎症。

◆ 便秘时,胃肠排空迟缓,食物成分的吸收增多,不利于血糖控制;而且高血糖本身又极易导致胃肠道自主神经功能紊乱,甚至直接造成胃肠损害,结果也可引起便秘。

	是	否
85. 少食粗粮和膳食纤维的人群不容易发生便秘。	☐	☐
86. 工作过于紧张或工作生活无规律的人容易发生便秘。	☐	☐
87. 长期坐办公室的人和长途汽车司机容易发生便秘。	☐	☐
88. 肥胖的人不容易发生便秘。	☐	☐
89. 肠易激综合征（俗称大肠激躁症）是胃肠道最为常见的功能性疾病之一，主要累及大肠或小肠，是由肠道运动与分泌功能异常所引起的。	☐	☐
90. 便秘都是大便干结。	☐	☐
91. 排出的大便干结就是便秘。	☐	☐
92. 短暂性的排便不畅也是便秘。	☐	☐
93. 男性长期便秘易患帕金森病。	☐	☐

答案：

　85. 否　86. 是　87. 是　88. 否　89. 是　90. 否　91. 否　92. 否　93. 是

重点提示：

　◆ 少食粗粮和膳食纤维的人群由于食物过于精细，消化吸收后残渣少，大便量少，结肠蠕动不能有效推动大便前移，就容易发生便秘。

　◆ 工作过于紧张或工作生活无规律的人常常被迫抑制便意，使粪便在结肠中停留太久，水分过度吸收，使粪便少而硬，进而发生便秘。

　◆ 长期坐办公室的人和长途汽车司机等由于长时间坐着工作，活动较少，胃肠蠕动也相对缓慢。另外由于坐的时间较长，盆腔以及直肠黏膜容易充血，而引发痔疮等肛门直肠病变，这些人常常害怕排便，久之发生便秘。

　◆ 身体肥胖的人常懒于运动，或是行动不便而回避运动，身体活动的减少，必然引起肠蠕动的减缓。且肥胖的人腹内大网膜有大量的脂肪堆积，很大程度地牵制了结肠运动。另外，很多肥胖的人在饮食上不注意膳食纤维的摄入，而是过多进食高蛋白、高脂肪的食物，这也是易致便秘的原因。

　◆ 有些人认为，便秘就是大便干结，这是完全错误的概念。一般来说，便秘患者大便常常是干结的，但也有少数人几天未曾排便，而大便并不干结，排便却很困难，这一类表现也应该属于便秘范畴。而单纯的大便干结却排出通畅，排便次数也没有改变的情况，则属于正常排便，不应视为便秘。

　◆ 不少人一旦排便不规律就担心自己患了便秘，这种担心是不必要的。对于常人来说，食物进入胃肠，经过消化、吸收最终将残渣变成粪便排出体外需要24~48小时，两次排便间隔时间一般是1~2天。只有每周排便次数少于3次，并伴有明显排便困难和肛门坠胀、疼痛，或引起了腹胀、腹痛、多屁、食欲缺乏、头晕、乏力等症状时，才能称为便秘。

　◆ 长期便秘的男性，年老后更容易得帕金森病。美国科学家发现，便秘是肌肉震颤的先兆，可引起帕金森病的运动症状，在导致运动障碍的同时，可能也会影响结肠功能。

二、便秘的病因

	是	否
1. 肠套叠、肠扭转、肠粘连、肠麻痹、肠肿瘤、肠道寄生虫症、粪石或粪块梗阻、肠系膜血管栓塞或血栓形成等，均可造成结肠梗阻而发生急性便秘。	□	□
2. 便秘是脑血管意外患者的常见症状。	□	□
3. 阑尾炎、急性胰腺炎、急性腹膜炎、胆囊炎、胆石症、肾结石等，均可反射性抑制肠蠕动而发生急性便秘。	□	□
4. 急性肠道感染性疾病可使肠黏膜对刺激的敏感性降低，如肠炎、痢疾的恢复期可出现的便秘，属急性便秘。	□	□
5. 结肠狭窄、大肠良性或恶性肿瘤、先天性巨结肠、黏液性水肿、甲状腺功能减退症等，可因肠腔高度扩张、肠蠕动功能丧失、排便感觉消失、排便反射迟钝而致便秘。	□	□
6. 中医学认为发生便秘的原因主要是：①大肠传导功能障碍，不能传导粪便。②大肠内津液亏乏，不能濡润粪便。	□	□
7. 便秘是青壮年人消化道功能紊乱最常见的症状，其发病率比老年人高2~3倍。	□	□
8. 导致女性便秘最重要的因素，就是激素的作用。	□	□
9. 经后期妇女易发生便秘。	□	□
10. 女性在妊娠期便秘会减轻。	□	□
11. 女性在生产前，会阴下降综合征、直肠黏膜脱垂等出口处梗阻的发生率很高。	□	□
12. 减肥而滴油不沾者排便会变得很顺畅。	□	□
13. 妊娠后期的女性常常出现便秘，甚至出现较严重的便秘。	□	□
14. 女性分娩过程中盆底肌肉极度伸展，甚至发生肌纤维断裂。如产后不能完全恢复，便可导致盆底肌肉松弛、下降，排便力量减弱，从而引起便秘。	□	□

答案：

1. 是　2. 是　3. 是　4. 是　5. 是　6. 是　7. 否　8. 是　9. 否
10. 否　11. 否　12. 否　13. 是　14. 是

重点提示：

◆ 便秘是脑血管意外患者的常见症状，主要是患者长期卧床致肠蠕动减慢，粪便在肠内滞留过久，水分被过多吸收，造成粪便干结，排便不畅，引起急性便秘。

◆ 中医学认为，发生便秘的原因主要是：①大肠传导功能障碍，不能传导粪便。②大肠内津液亏乏，不能濡润粪便。这两点均为造成粪便干燥而秘结的直接原因。但中医讲整体观念，无论是大肠传导功能失常，还是大肠内津液亏乏，均与人体五脏六腑、气血阴阳等整体变化息息相关。

◆ 便秘是老年人消化道功能紊乱最常见的症状，其发病率比青壮年人高2~3倍。

◆导致女性便秘最重要的因素，就是激素的作用。由月经来潮到排卵日，主要是由卵泡激素所控制，而排卵日到月经开始时则由黄体激素所控制。其中的黄体激素对大肠的蠕动有抑制作用，因此我们可以认定这就是引起女性容易便秘的原因。女性月经周期的激素变化会影响肠道运输功能，孕激素的分泌可抑制肠蠕动，对胃肠道的平滑肌收缩有抑制作用，使肠道运动能力下降，肠道刺激性降低导致便秘；在每个月经周期内，女性均要经历体内孕激素水平的变化，因此，便秘也多发生在经前期或妊娠期。

◆ 女性在妊娠期因胎儿增大，子宫增大压迫肠管，使肠运动发生障碍，肛门直肠的静脉回流发生障碍，盆腔静脉淤血使肠蠕动受抑制而加重便秘；女性经过生产后，盆底肌肉变得松弛，直肠前膨出、会阴下降综合征、直肠黏膜脱垂等出口处梗阻的发生率很高，尤其见于多产的中老年女性。

◆ 经常节食减肥者肠内容物过少，体积不够，粪便量少，不足以刺激大脑排泄中枢引起排便反射。饮食中毫无油脂也容易便秘，因油脂进入体内有润滑肠道的作用，因减肥而滴油不沾者就容易出现排便不顺畅。

◆ 妇女在妊娠期，尤其是妊娠后期，体内孕激素水平增高，卵巢分泌出大量的黄体激素，对胃肠道的平滑肌收缩有抑制作用，使肠道运动能力下降，使孕产妇的肠蠕动减弱，结肠运动缓慢，并可使盆底肌肉松弛，排便力量下降，容易引发便秘。

	是	否
15. 妇女在分娩过程中强烈的坠胀感和盆底肌兴奋，可在产后导致此区域的感觉功能受抑制，排便反射受限，暂时失去排便欲望而较长时间内不排便，以致发生便秘。	☐	☐
16. 妇女在产褥期缺乏盆底和子宫复位的锻炼，可造成子宫脱垂及后倾，也是便秘发生的原因之一。	☐	☐
17. 小儿便秘除先天性巨结肠等少见的疾病外，饮食因素通常是小儿便秘最常见的原因。	☐	☐
18. 喝母乳的儿童便秘发生率较高。	☐	☐
19. 摄入的食物过少、过细，营养不良的小儿常发生便秘。	☐	☐
20. 婴幼儿期先天性肛门或直肠狭窄或闭锁可引起顽固性便秘。	☐	☐
21. 婴幼儿神经发育不全、肠道缺乏神经支配、脊柱畸形、甲状腺功能减退症、精神障碍和一些遗传性代谢疾病也伴有便秘。	☐	☐
22. 在新生儿体重下降不明显的前提下，呕吐和便秘的现象都是正常的。	☐	☐
23. 如果吃奶吃得少，或呕吐较多，或进食补液的小儿可出现暂时性的无大便。	☐	☐
24. 新生儿若出现肠道闭锁、肠狭窄、肠旋转不良等疾病时，可伴有轻微的呕吐和腹胀的现象，不需要立即诊治。	☐	☐
25. 运动少、久坐、卧床使肠动力缺乏等不良习惯可以引起便秘。	☐	☐
26. 生活规律改变，如外出旅游、住院、突发事件影响，都可导致排便规律的改变。	☐	☐
27. 工作压力大可以引起便秘。	☐	☐
28. 吃精细食物不易引起便秘。	☐	☐
29. 吃肉或海鲜时喝茶不易引起便秘。	☐	☐

答案：

15. 是　16. 是　17. 是　18. 否　19. 是　20. 是　21. 是　22. 否
23. 是　24. 否　25. 是　26. 是　27. 是　28. 否　29. 否

重点提示：

◆ 人工喂养，特别是喝牛奶的儿童便秘发生率较高。牛奶经消化所含的钙较多，易引起粪便干结，从而出现便秘。

◆ 婴幼儿期可发现一些先天性疾病，如先天性肛门或直肠狭窄或闭锁、先天性巨结肠等都可引起顽固性便秘。另外，一些儿童疾病，如神经发育不全、肠道缺乏神经支配、脊柱畸形、甲状腺功能减退症、精神障碍和一些遗传性代谢疾病亦伴有便秘。体质虚弱、营养不良、消瘦的儿童易患便秘，严重者还可引起脱肛与肛裂，使病情恶化。

◆ 新生儿的消化道肌层发育尚不完全，易引起便秘，还可同时伴有吐奶。只要小儿体重不下降，呕吐和便秘的现象都是正常的。

◆ 可能的畸形包括肠道闭锁、肠狭窄、肠旋转不良、先天性巨结肠、先天性无肛、骶尾部脊柱裂、脊膜膨出、肿瘤压迫马尾部神经等，这些疾病常伴有严重的呕吐和腹胀的现象，应及时诊治。

◆ 以下不良生活习惯将会引起便秘：①食量过少、食物精细、食物热量高、蔬菜水果少、饮水少，对肠道刺激不足。②运动少、久坐、卧床，使肠动力缺乏。③由不良的排便习惯引起，如有的小学生因课间时间短忍便不解，导致便秘。

◆ 工作压力大可以引起便秘，心理因素是这种疾病发生的主要原因。粪便通过乙状结肠排入直肠以至最后将粪便排出体外。当工作压力大、精神过度紧张时，在大脑皮质的作用下，支配消化道蠕动的交感神经兴奋，抑制胃肠蠕动，使正常的排便发生障碍而导致粪便滞留，发生便秘。

◆ 食物过于精细、缺乏食物纤维，使粪便体积变小、黏滞度增加，粪便在肠道内滞留时间过长，运动缓慢而产生便秘。

◆ 在吃肉或海鲜时喝茶，茶叶中的大量鞣酸与蛋白质结合，会生成具有收敛性的鞣酸蛋白，使肠蠕动减慢，从而延长粪便在肠道内滞留的时间，既容易导致便秘，同时又增加有毒和致癌物质被人体吸收的机会。

	是	否
30. 冬季和春季不易发生便秘。	☐	☐
31. 便秘患者容易得痔疮。	☐	☐
32. 肛裂常见于老年人及幼儿。	☐	☐
33. 便秘患者容易发生肛裂。	☐	☐
34. 直肠脱垂多指内脱垂或内套叠。	☐	☐
35. 脱肛可发生于任何年龄，但以儿童和青少年多见，儿童容易脱肛。	☐	☐
36. 便秘是引起和加重脱肛的重要因素。	☐	☐
37. 大肠的各种良性、恶性肿瘤均可引起便秘，其中以大肠癌最为常见。	☐	☐
38. 先天性巨结肠可引起顽固性便秘。	☐	☐
39. 糖尿病患者不易得便秘。	☐	☐
40. 心肌梗死患者不会发生便秘。	☐	☐
41. 卒中患者易发生便秘。	☐	☐
42. 更年期综合征患者常可发生便秘。	☐	☐
43. 便秘患者常会出现结肠黑变病。	☐	☐
44. "自家中毒"的实际原因是由于粪块在结肠、直肠内积滞，对肠壁产生的机械性或化学性局部刺激，引起的神经反射性症状。	☐	☐
45. 中医学认为，大便初硬后溏是由于中焦脾胃虚寒，胃中虚冷，以致胃肠功能紊乱，脾胃消化功能障碍，饮食水谷不得消化而致。	☐	☐
46. 在下消化道，如左半结肠出血时，由于便秘等使之在肠道内停留时间较长，也可出现黑便。	☐	☐

答案：

30. 否　31. 是　32. 否　33. 是　34. 否　35. 否　36. 是　37. 是　38. 是

39. 否　40. 否　41. 是　42. 是　43. 是　44. 是　45. 是　46. 否

重点提示：

◆ 在寒冷的天气里，人体的毛孔都处在闭合状态，人体的阳气内存于体内，本来就容易粪便干燥，再加上冬天人们习惯热饮热食，就餐多选择烧烤、火锅，使得人们的肠胃内热瘀存，往往易发生便秘；天气寒冷，人们的饮水量不多，也是容易引起便秘的原因。至春季，阳气外发，积热涌动下注肛肠，易发生大便秘结。

◆ 肛裂是指肛管移行皮肤全层破裂形成纵行梭形的慢性溃疡，称为肛裂，也叫肛门裂，常见于成年人及幼儿，老年人由于肌肉松弛反而并不常见。

◆ 直肠脱垂也称为脱肛。如只是下垂而未脱出肛外称为内脱垂或内套叠，常被人们所忽略。脱出肛外称为外脱垂，临床较常见，直肠脱垂多指外脱垂。脱肛可发生于任何年龄，但以儿童和老年人多见。老年人容易脱肛，主要由于老年人全身器官组织衰退，肌肉松弛，盆底肌肉张力减退。

◆ 先天性巨结肠是一种与遗传有关的先天性肠道发育缺陷和畸形。由于结肠和直肠肠壁内无神经节细胞，结肠失去了推动性和节律性正常蠕动，粪便不能被推进直肠激发排便反射，更加重粪便在结肠内淤积，越发使粪便干燥。另外，肠内存积大量粪便，细菌分解发酵，产生气体，更加重结肠膨胀，从而更易使粪便淤积，便秘加重，形成恶性循环而导致顽固性便秘。

◆ 糖尿病患者66%以上有自主神经病变，有明显的迷走神经结构异常，神经传导速度下降。因而，胃液分泌减少或反应迟钝，胃排空延迟，张力下降或无力。再加上糖尿病使胃肠动力和分泌发生障碍，更易出现和加重便秘，而且会发生许多严重的并发症。

◆ 心肌梗死的患者，由于坏死的（心肌）组织被吸收而多伴有发热。按中医理论讲，热伤津液，必然造成肠胃津液不足甚或枯竭，肠失濡润而便秘。

◆ 昏迷的卒中患者，由于排便反射消失或障碍，多发生大小便失禁或便秘。排便姿势的改变，被迫采用床上排便，影响排便反射的产生，易发生排便困难而形成便秘。特别是卧床不起的患者，因活动不便而活动减少，造成胃肠蠕动缓慢，排便动力缺乏而发生便秘。

◆ 更年期综合征患者易发生便秘，主要是由于自主神经功能紊乱，特别是交感神经兴奋，抑制胃肠运动，肠蠕动缓慢所致。

◆ 在下消化道，如右半结肠出血时，由于便秘等使之在肠道内停留时间较长，也可出现黑便。

	是	否
47. 临床所见的粪便变黑全部是消化道出血引起的。	□	□
48. 有时便秘，有时腹泻，或便秘与腹泻交替出现，是肠运动功能紊乱的表现。	□	□
49. 便秘与腹泻不可能交替出现。	□	□
50. 自主神经功能紊乱不会引起便秘。	□	□
51. 拖延排便时间会引起便秘。	□	□
52. 上厕所时读书看报容易引起便秘。	□	□
53. 慢性铅中毒会引起顽固性便秘。	□	□
54. 低位脊髓病变，如骶2、骶3、骶4盆副交感神经损伤、马尾肿瘤等，阻断了排便反射弧，会引发粪便嵌塞。	□	□
55. 经常吃零食容易引起便秘。	□	□
56. 饭后立即吃水果不会导致便秘。	□	□
57. 能引起便秘的阿片类镇痛药有可待因、哌替啶、阿托品、东莨菪碱等。	□	□
58. 便秘患者长期滥用刺激性泻剂，如酚酞（果导）、大黄、番泻叶、蓖麻油、双醋酚丁等，使肠神经系统受到损害，致肠肌间神经丛退化，也可引起便秘。	□	□
59. 补钙不会引起便秘。	□	□
60. 胃下垂患者易发生便秘。	□	□
61. 便秘患者易发生阑尾炎。	□	□
62. 直肠前突很少单独存在，多数是与其他出口梗阻型便秘共存。	□	□

答案：

47. 否 48. 是 49. 否 50. 否 51. 是 52. 是 53. 是 54. 是

55. 是 56. 否 57. 否 58. 是 59. 否 60. 是 61. 是 62. 是

重点提示：

◆ 临床所见的粪便变黑并不全是消化道出血引起的，服用某些治疗胃病的药物，或进食动物血，也会使粪便变黑。

◆ 粪便形成过程中，如果肠道蠕动快，粪便移动迅速，粪便中的水分被小肠、大肠吸收较少，粪便就会比较稀薄，出现腹泻。如果由于各种原因造成肠道蠕动迟缓，粪便移动缓慢，粪便中的水分被小肠、大肠吸收较多，粪便就会变得干硬，出现便秘。因此，肠易激综合征、肠结核、自主神经功能紊乱等患者，若出现肠道运动失常现象时，肠道运动不规律，肠蠕动加快时出现腹泻而肠蠕动减慢时又出现便秘。总之，有时便秘，有时腹泻，或便秘与腹泻交替出现，是肠运动功能紊乱的表现。

◆ 自主神经系统包括交感神经系统和副交感神经系统。副交感神经兴奋，促使胃肠蠕动；交感神经兴奋则抑制胃肠运动。如高度紧张、焦虑、抑郁等神经精神紊乱，可引起交感神经兴奋占优势，便抑制了副交感神经系统，除了出现心跳增快、失眠等症状外，还会抑制胃肠运动，使胃肠蠕动减弱变慢及分泌减少，致使粪便在肠道内滞留时间延长，从而易发生便秘；或脑与脊髓的病变抑制了副交感神经系统，使分布于肠壁的胸腰段交感神经作用过强，同样也可发生便秘。

◆ 慢性铅中毒对消化系统的损害，主要是引起肠管平滑肌痉挛，导致阵发性腹部绞痛及痉挛性便秘，甚至顽固性便秘。

◆ 饭后马上吃水果会影响消化功能，特别是老年人，长期饭后吃水果易致便秘。食物进入胃以后，必须经过1~2个小时的消化过程，才能缓慢排出。如果饭后立即吃水果，水果就会被先期到达的食物阻滞在胃内，致使水果不能正常地在胃内消化，因此在胃内停留时间过长，从而引起腹胀、便秘等症状。

◆ 能引起便秘的阿片类镇痛药，如可待因、哌替啶、吗啡等，因疼痛应用该类药物者，往往会出现便秘。阿托品、东莨菪碱属于胃肠解痉药。

◆ 所有的钙制剂都有使粪便干结的作用，可引起便秘或加剧原有便秘的病情。

◆ 胃下垂患者由于胃张力低下，结肠平滑肌张力往往也低下，可以导致肠蠕动迟缓无力，粪便易长时间滞留于结肠，粪便内的水分被过度吸收而变干燥。同时，由于胃下垂患者腹肌无力，患者排便动力缺乏，会因排便困难而便秘。而且胃下垂患者往往食欲不振、消化不良、进食量少，因此粪便量也相对较少，往往不足以刺激足够的肠蠕动，蠕动减慢更易发生便秘。

	是	否
63. 排便造影结果是直肠内脱垂的主要诊断依据。	☐	☐
64. 直肠内脱垂的主要症状为排便不尽感和肛门疼痛，其次为排便梗阻感。	☐	☐
65. 排便造影可以明确内脱垂的类型（直肠黏膜脱垂或全层脱垂）、内脱垂的部位（高位、中位或低位）以及内脱垂的深度等。	☐	☐
66. 直肠内脱垂的排便造影有以下几种影像学的改变：①直肠前壁脱垂。②直肠全环内脱垂。③肛管内直肠脱垂。	☐	☐
67. 直肠黏膜脱垂可累及直肠黏膜层和直肠壁全层，直肠全层内脱垂只累及直肠壁全层。	☐	☐
68. 排便造影能够确诊直肠前突，并且能同时了解盆底脏器和盆底的形态及功能状态。	☐	☐
69. 盆底痉挛综合征与耻骨直肠肌综合征的病因不同。	☐	☐
70. 盆底痉挛综合征与局部感染、先天性神经肌肉异常、滥用泻剂等有关。耻骨直肠肌综合征与长期忽视便意、用力排便等不良习惯有关。	☐	☐
71. 盆底痉挛综合征与耻骨直肠肌综合征的性质相同。	☐	☐
72. 盆底痉挛综合征是一种器质性疾病，而耻骨直肠肌综合征是一种功能性疾病。	☐	☐
73. 盆底痉挛综合征与耻骨直肠肌综合征的治疗不同。	☐	☐
74. 盆底痉挛综合征保守治疗一般无效，常需手术切除部分肌束。耻骨直肠肌综合征常以保守治疗为主。	☐	☐
75. 盆底痉挛综合征与耻骨直肠肌综合征的表现相同，患者均有排便困难，多为缓慢地、进行性减轻的排便困难。	☐	☐
76. 耻骨直肠肌综合征患者的症状和发病时间与疾病的严重程度呈负相关。	☐	☐
77. 症状和发病时间是诊断耻骨直肠肌综合征的关键指标。	☐	☐
78. 耻骨直肠肌病变在于盆底肌的位相性收缩，而与患者的肛管长度无关。	☐	☐
79. 排便时肛管长度应作为耻骨直肠肌综合征的主要诊断指标。	☐	☐

答案：

63. 是　64. 否　65. 是　66. 是　67. 否　68. 是　69. 是　70. 否　71. 否
72. 否　73. 是　74. 否　75. 否　76. 否　77. 是　78. 否　79. 是

重点提示：

◆ 直肠内脱垂是导致顽固性便秘的主要原因之一，约占大肠疾病的5%。主要症状为排便梗阻感，其次为排便不尽感和肛门疼痛感。

◆ 临床研究发现，直肠黏膜脱垂只累及直肠黏膜层，排便造影一般无直肠周围的松弛，测压结果也证实其盆底肌肉损伤轻微或正常。直肠全层内脱垂多累及直肠壁全层，因此从诊断和治疗的角度应将两者区分开来。

◆ 盆底痉挛综合征与耻骨直肠肌综合征在病因、病理和治疗上存在着差异，但表现相似，必须加以区别，才能有利于临床的治疗。归纳起来有以下不同点。①病因不同。盆底痉挛综合征与长期忽视便意、用力排便等不良习惯有关。耻骨直肠肌综合征与局部感染、先天性神经肌肉异常、滥用泻剂等有关。②性质不同。盆底痉挛综合征本质上是一种功能性疾病，是正常盆底肌肉的功能紊乱，而不是异常肌肉的功能改变，病理检查肌纤维及肌细胞正常。耻骨直肠肌综合征是一种器质性疾病，伴耻骨直肠肌肌纤维肥大、肌细胞变性的病理改变。③治疗不同。盆底痉挛综合征是功能性疾病，常以保守治疗为主。耻骨直肠肌综合征保守治疗一般无效，常需手术切除部分肌束。

◆ 盆底痉挛综合征和耻骨直肠肌综合征的患者，无论是外括约肌和耻骨直肠肌痉挛，或者是耻骨直肠肌肥大、瘢痕形成，当其排便时上述肌肉均不松弛，反而呈过度收缩状态，致使肛管不能开放，排便困难。因此，两者的表现相同，患者均有排便困难，多为缓慢地、进行性加重的排便困难。

◆ 耻骨直肠肌综合征患者的症状和发病时间与疾病的严重程度呈正相关，每次排便时间越长，排便的反常反射时间越长，导致耻骨直肠肌等的增生越明显。

◆ 耻骨直肠肌病变与盆底肌的位相性收缩无关，而与患者的肛管长度有关。在排便反射活动中患者的肛管不缩短反而延长，重度患者的肛管长度超过正常值的2倍，并且显示症状与排便时肛管长度呈正相关。因此，排便时肛管长度在该综合征中是一个突出而易测的体征，应作为主要的诊断指标。

	是	否
80. 盆底痉挛综合征及耻骨直肠肌综合征的患者肛管的静息压、最大收缩压明显低于正常人，肛管长度减小。	□	□
81. 盆底肌电图主要描记外括约肌及耻骨直肠肌在静息状态下、用力收缩肛门、模拟排便时的肌电图的特征。	□	□
82. 球囊逼出试验阳性者，应怀疑是否为耻骨直肠肌痉挛或便秘伴会阴下降综合征。	□	□
83. 球囊逼出试验指标可作为主要指标。	□	□
84. 结肠传输试验传统意义上是用来诊断或排除结肠慢传输型便秘。	□	□
85. 临床症状越重，排便时间越长的患者，其残留标记物越少，在直肠上段的停留时间越短。	□	□
86. 结肠传输试验受周围因素影响很小，应作为诊断耻骨直肠肌综合征的诊断指标之一。	□	□
87. 用力排便时肛直角不增大，耻骨直肠肌压迹和"搁架征"是盆底痉挛综合征和耻骨直肠肌综合征的典型 X 线征象。	□	□
88. 会阴下降综合征不会引起便秘。	□	□
89. 先天性巨结肠最常累及直肠乙状结肠区。	□	□
90. 大部分先天性巨结肠幼儿直到 3~12 岁才被诊断。	□	□
91. 钡剂灌肠 X 线造影是先天性巨结肠的辅助诊断方法，此方法准确性高。	□	□
92. 肛门直肠测压可能是先天性巨结肠的唯一确诊方法。	□	□
93. 直肠活检是诊断先天性巨结肠的金标准。	□	□
94. 收缩的肠段活检标本用乙酰胆碱酯酶染色，可见肠肌间与黏膜下神经丛神经节细胞和神经纤维过度增生。	□	□

答案：

80. 否　81. 是　82. 是　83. 否　84. 是　85. 否　86. 是　87. 是

88. 否　89. 是　90. 否　91. 否　92. 是　93. 是　94. 否

重点提示：

◆ 盆底痉挛综合征及耻骨直肠肌综合征的患者肛管的静息压、最大收缩压明显高于正常人，肛管长度增加，直肠括约肌松弛反射消失、减弱或异常。

◆ 球囊逼出试验阳性者，应怀疑是否为耻骨直肠肌痉挛或便秘伴会阴下降综合征。另外，直肠前突以及肛管黏膜脱垂的患者球囊逼出试验也有阳性者，故该项指标不能作为主要指标。但是，对于已经排除了其他引起出口处梗阻病变的患者，诊断的价值仍然是显而易见的，并且价格低廉。

◆ 结肠传输试验传统意义上是用来诊断或排除结肠慢传输型便秘，但是，如果传输标记物在直肠上段或（和）乙状结肠停留的时间延长，在排除了其他出口梗阻型便秘的情况下能较好地反映耻骨直肠肌综合征的严重程度。因此，临床症状越重，排便时间越长的患者，其残留标记物越多，在直肠上段的停留时间越长。该试验受周围因素影响很小，应作为诊断该综合征的诊断指标之一。

◆ 会阴下降综合征是指盆底肌过度松弛而引起的一组综合征。排便造影时可以发现，正常排便时的盆底位置（上端肛管即耻骨联合与尾骨连线处）轻度下降，一般不大于2厘米，如果下降过度，并伴有排便困难、会阴部疼痛等症状，即可诊断为会阴下降综合征。所以，会阴下降综合征会引起便秘。

◆ 先天性巨结肠最常累及直肠乙状结肠区，大部分婴儿1岁内因出现便秘、肠梗阻、体重减轻、发育不良而得到诊断，少数患者直到3~12岁才被诊断，超短肠段的先天性巨结肠甚至要到成年期才得以辨识。

◆ 先天性巨结肠辅助诊断的方法有钡剂灌肠X线造影，但此法准确性不高，有假阴性或假阳性结果的可能。

◆ 肛门直肠测压是一项重要的诊断工具，该病对直肠气囊扩张的反应是异常的，直肠肛门抑制反射缺陷将导致肛门内括约肌在直肠扩张时不产生松弛反应，在超短肠段先天性巨结肠患者中，活检阳性率不高。因此，肛门直肠测压可能是唯一确诊的方法。

◆ 直肠活检是诊断的金标准，收缩的肠段活检标本用乙酰胆碱酯酶染色，可见肠肌间与黏膜下神经丛缺乏神经节细胞，但常见到神经纤维过度增生，也有患者既无神经细胞又无任何神经纤维。

	是	否
95. 静脉灌注细胞计数 CCK-8 试剂盒试剂会刺激人结肠尾端运动，但对结肠头端运动是抑制的。	□	□
96. 离体的结肠环形肌和结肠带肌条对 CCK 都产生兴奋性反应，阿托品能抑制这一反应。	□	□
97. 促胰液素可抑制 CCK 刺激人和狗结肠的运动，但对直肠和乙状结肠不会产生抑制作用。	□	□
98. 大剂量促胃液素会使空肠、回肠和结肠收缩。	□	□
99. 结肠各部位对血管活性肠肽（VIP）的敏感性是相同的。	□	□
100. 对血管活性肠肽的松弛作用，升结肠环形肌条比人乙状结肠环形肌条明显敏感，但两部位的纵形肌条对血管活性肠肽都不很敏感。	□	□
101. 血管活性肠肽可能是人和豚鼠结肠纵形肌抑制性递质，而不是环形肌抑制性递质。	□	□
102. 血管活性肠肽松弛兔肛门内括约肌，抗血管活性肠肽血清减弱电场刺激引起的松弛反应。	□	□
103. P 物质（SP）可使大鼠离体结肠的头段、中段和尾段腔内压降低。	□	□
104. P 物质能抑制大鼠离体结肠的头段、中段和尾段的结肠平滑肌。	□	□
105. 吗啡可以使结肠推进性蠕动波加强，肠壁的张力升高，非推进性运动减弱，从而使结肠内容物的推进也加强。	□	□
106. 猫静脉注射甲啡肽或亮啡肽等，可使结肠兴奋。	□	□
107. 铃蟾肽通过刺激乙酰胆碱等的释放使豚鼠回肠收缩增强，也使大鼠结肠的收缩活动增强。	□	□
108. 异体蛋白致敏动物给予二次抗原，可使其产生由免疫球蛋白 E 和肥大细胞等参与的免疫反应。这是 I 型速发型变态反应。	□	□
109. I 型速发型变态反应在胃肠道可引起肥大细胞释放 5-羟色胺、前列腺素、组胺、白细胞介素和血小板活化因子等介质，作用于胃肠道平滑肌，增强胃的排空，收缩小肠和结肠。	□	□
110. 在抗原入侵的情况下，胃肠道免疫系统的活动能够明显地影响胃肠道平滑肌的功能。	□	□

答案：

95. 否　96. 否　97. 否　98. 是　99. 否　100. 否　101. 否　102. 是
103. 否　104. 否　105. 否　106. 是　107. 是　108. 是　109. 否　110. 是

重点提示：

◆ 静脉灌注 CCK-8 会刺激人结肠尾端运动，但对结肠头端运动是抑制的。

◆ 离体的结肠环形肌和结肠带肌条对 CCK 都产生兴奋性反应，纳洛酮能抑制这一反应，阿托品对这一反应不明显。

◆ 促胰液素可抑制 CCK 刺激人和狗结肠的运动，在药理剂量时对直肠和乙状结肠也会产生抑制作用。

◆ 结肠各部位对血管活性肠肽（VIP）的敏感性是不同的，对血管活性肠肽的松弛作用，人乙状结肠环形肌条比升结肠环形肌条明显敏感，但两部位的纵形肌条对血管活性肠肽都不很敏感。血管活性肠肽可能是人和豚鼠结肠环形肌抑制性递质，而不是纵形肌的抑制性递质。血管活性肠肽松弛兔肛门内括约肌，抗血管活性肠肽血清减弱电场刺激引起的松弛反应。

◆ P 物质（SP）可使大鼠离体结肠的头段、中段和尾段腔内压升高，河豚毒素并未抑制 P 物质的这一作用，表明 P 物质能直接兴奋这三段结肠平滑肌。

◆ 吗啡可以使结肠推进性蠕动波减弱，肠壁的张力升高，非推进性运动加强，从而使结肠内容物的推进也减慢。用甲啡肽类似物可经外周途径抑制空腹和进食后狗横结肠的运动。猫静脉注射甲啡肽或亮啡肽等，可使结肠兴奋，是由于直接作用于平滑肌受体和乙酰胆碱释放的缘故。吗啡使人结肠产生痉挛性收缩，结肠肠壁张力升高，推进运动减弱，并使肛门内括约肌张力升高。

◆ 异体蛋白致敏动物给予二次抗原，可使其产生由免疫球蛋白和肥大细胞等参与的免疫反应。这是Ⅰ型速发型变态反应。该反应在胃肠道可引起肥大细胞释放 5-羟色胺、前列腺素、组胺、白细胞介素和血小板活化因子等介质，作用于胃肠道平滑肌，对在体胃，其效应是抑制胃的排空，而在小肠和结肠，其效应是收缩。

◆ 胃肠道免疫系统的活动能够明显地影响胃肠道平滑肌的功能。这是除神经和体液因素以外，第三个能够影响胃肠运动的系统，特别是在抗原入侵的情况下。

	是	否
111. 大肠按其位置和构造可分为盲肠、结肠和直肠。	□	□
112. 在结肠内水分吸收量的减少和上皮细胞液体分泌量的增加均会导致腹泻。	□	□
113. 健康成年人，在大肠有糖和氨基酸的主动吸收。	□	□
114. 健康成年人，在大肠有与葡萄糖配对的生电性钠转运。	□	□
115. 盐皮质激素加强钠在小肠中的吸收，但对结肠中的吸收影响较少。	□	□
116. 影响大肠水吸收的因素主要有肠内液体的容量、成分及流速。	□	□
117. 有逆向蠕动是大肠运动的特点。	□	□
118. 节段性的和推进性的结肠运动依赖于肌肉收缩和放松的协调。	□	□
119. 结肠运动的控制与电活动在肠道肌肉内的扩散、肠内神经反射、交感神经反射、副交感神经反射、激素等因素有关。	□	□
120. 慢波电位在黏膜下沿环形方向扩散，传递的机制可能通过黏膜下层中的间质细胞。	□	□
121. 慢波电位在沿纵形方向的扩散的速度比环形方向快 5~10 倍。	□	□
122. 细胞间膜电位的变化是钙离子依赖性的。	□	□
123. 乙酰胆碱的释放刺激兴奋性结肠的运动。	□	□
124. 结肠和小肠的动力在很大程度上由肠神经系统的反射功能来完成。	□	□
125. 肠神经系统的反射弧包括感受性神经元、中间神经元以及兴奋性或抑制性运动神经元。	□	□
126. 迷走神经的兴奋增加远端结肠的收缩而对近端结肠无作用。	□	□
127. 刺激交感神经抑制兔的远段结肠和鼠的近端结肠的运动。	□	□
128. 连续 24 小时记录横结肠、降结肠和乙状结肠的动力表明结肠的收缩在下午 4 时明显增加。	□	□
129. 结肠的集团运动在下午 4 时至早上 4 时比上午 6 时至下午 2 时之间明显得多。	□	□

答案：

111. 是 112. 是 113. 否 114. 否 115. 否 116. 是 117. 是 118. 是 119. 是
120. 是 121. 否 122. 是 123. 是 124. 是 125. 是 126. 否 127. 否 128. 否
129. 否

重点提示：

◆ 大肠全长约为 1.5 米，按其位置和构造分为盲肠、结肠和直肠。

◆ 健康成年人，在大肠没有糖和氨基酸的主动吸收，没有与葡萄糖配对的生电性钠转运；盐皮质激素加强钠在结肠中的吸收，但对小肠中的吸收影响较少。

◆ 影响大肠水吸收的因素主要有肠内液体的容量、成分及流速。大肠运动对肠内容物流速的影响较大。大肠运动的形式与频率变异较大，主要的运动形式有分节运动、蠕动和摆动。

◆ 大肠运动的另一个特点是有逆向蠕动。逆向蠕动增加肠内容物与吸收细胞的接触范围和时间，促进液体吸收。

◆ 乙酰胆碱的释放刺激兴奋性结肠的运动，乙酰胆碱增加峰电位的发生率，增加慢波的幅度和持续时间。乙酰胆碱也增加那些能使平滑肌细胞兴奋的因素的兴奋性。

◆ 迷走神经的兴奋增加近端结肠的收缩而对远端结肠无作用。刺激盆神经则增加整个结肠的收缩功能。有时在由刺激副交感神经引起的兴奋活动之前有一舒张性活动。刺激交感神经抑制兔的近段结肠和鼠的远端结肠的运动。

◆ 连续 24 小时记录横结肠、降结肠和乙状结肠的动力表明结肠的收缩在早晨醒后明显增加。另有研究显示，结肠的集团运动在上午 6 时至下午 2 时之间比下午 4 时至早上 4 时明显为多。结肠的推进性运动在夜间和睡眠时减少，而在早晨起床后或进食后增加，可能提示结肠的这种运动是由中枢神经系统的潜意识控制的。

	是	否
130. 24 小时结肠的肌电测定显示结肠动力增加持续至少90~120 分钟。	☐	☐
131. 结肠对进食的反应与食物中的能量、其中类脂物含量的多少和碳水化合物有关。	☐	☐
132. 氨基酸本身对结肠无抑制作用而仅有刺激作用。	☐	☐
133. 如果用普鲁卡因麻醉胃黏膜，则结肠对进食反应的头相将会缺失。	☐	☐
134. 食物特别是其中的蛋白质进入十二指肠后与化学感受器接触产生的作用最强烈。	☐	☐
135. 各个不同结肠段对进食的反应程度不同，动力增加最多的部位在升结肠和横结肠。	☐	☐
136. 食物中只有类脂物和氨基酸能够刺激结肠动力。	☐	☐
137. 在休息状态和直肠充盈很慢的情况下，保持对直肠黏液和粪便的节制主要是由外括约肌的张力性收缩来维持的。	☐	☐
138. 当肛门功能由于直肠收缩、快速直肠被动扩张或腹内压升高而受到威胁时，肛门括约肌的张力性收缩可以维持肛门节制。	☐	☐
139. 耻骨直肠肌与外括约肌的同步收缩能使直肠夹角变锐。	☐	☐
140. 塑身内衣会造成便秘。	☐	☐
141. 只吃蔬菜、水果不会引起便秘。	☐	☐
142. 长期服用抗过敏药物容易引起便秘。	☐	☐
143. 运动过量不会导致便秘。	☐	☐
144. 甲状腺功能减退症容易引起便秘。	☐	☐
145. 过食辛辣食物容易引起便秘。	☐	☐

答案：

| 130. 是 | 131. 否 | 132. 否 | 133. 否 | 134. 否 | 135. 否 | 136. 否 | 137. 否 |
| 138. 否 | 139. 是 | 140. 是 | 141. 否 | 142. 是 | 143. 否 | 144. 是 | 145. 是 |

重点提示：

◆ 结肠对进食的反应不仅与食物中的能量有关，而且与其中类脂物含量的多少有关，但与碳水化合物无关。

◆ 如果食物中类脂物或氨基酸成分高，则结肠动力一开始会增加，在70~90分钟后则可能出现抑制结肠动力的现象。也有人认为这种现象是由氨基酸的作用而产生，即氨基酸本身对结肠无刺激作用而仅为抑制作用。

◆食物引起的结肠动力增加可以进一步分为头相、胃相、十二指肠相甚至回肠相。如果用普鲁卡因麻醉胃黏膜，则结肠对进食反应的胃相将会缺失。食物特别是其中的脂肪进入十二指肠后与化学感受器接触产生的作用最强烈。

◆ 各个不同结肠段对进食的反应程度也不同，动力增加最多的部位在脾曲和近端降结肠。

◆ 除了食物中的类脂物和氨基酸能够刺激结肠动力，其他一些物质也有类似作用。比如喝咖啡或喝无咖啡因的咖啡5分钟后结肠动力即见明显增加。

◆ 在休息状态和直肠充盈很慢的情况下，保持对直肠黏液和粪便的节制主要是由内括约肌的张力性收缩来维持的，但也部分受到来自外括约肌的作用。

◆ 当肛门功能由于直肠收缩、快速直肠被动扩张或腹内压升高而受到威胁时，单靠肛门括约肌的张力性收缩不能维持肛门节制。其原因在于快速直肠被动扩张会通过肌间神经引起反射性内括约肌舒张，而腹内压升高时产生的压力足以超过肛门静止压并有可能引起内括约肌舒张。

◆ 由于塑身内衣将腹部紧紧包裹，腹腔内的肾、脾、肝、胃、肠等器官受到压迫，使内脏及其神经系统长期处于紧张状态，导致胃肠功能降低，消化系统功能减弱，从而造成便秘。

◆ 光有足够的膳食纤维还不够，如缺少水或油，也可能导致便秘。油脂在肠道中可以扮演"润滑剂"的角色。体内一点"油水"都没有，反而容易导致便秘。

◆ 抗过敏药物可以抑制胃肠道和泌尿道的平滑肌收缩，导致平滑肌无力，从而引起排尿困难和便秘。

◆ 出汗过多也易伤津耗气，中医认为"气随汗出""气阴两伤"，也容易导致便秘。

◆ 辛辣食品能使肠胃积热，耗伤津液，导致大便干涩不通。

三、便秘的症状

	是	否
1. 便秘患者的主要症状是排便次数减少，如每周排便少于 2 次，大便干硬，排出困难并且痛苦，或者有排便不畅的感觉。	□	□
2. 便秘伴剧烈腹痛、腹胀及呕吐等症状，常提示为急性便秘，应考虑有肠梗阻的可能。	□	□
3. 便秘常见症状可有腹痛、腹胀、恶心、食欲减退、疲乏无力及头痛、头晕等症状。	□	□
4. 患者在左腹部降结肠和乙状结肠部位触及条形肿块，可疑为肠内肿瘤。	□	□
5. 便秘患者往往会出现腹痛，腹痛以下腹部疼痛多见，疼痛的性质一般为绞痛，同时还能合并恶心、呕吐等症状。	□	□
6. 便秘患者可有口臭的症状。	□	□
7. 每天 1 次，有便意的时候去洗手间，1~2 分钟内自然排泄出，感觉很通畅，没有残留便意，这就是"畅便"。	□	□
8. 健康的大便不会漂浮在水上。	□	□
9. 黄色和褐色的大便都是不健康的。	□	□
10. 碳水化合物含量丰富的食物吃多了，大便呈褐色。	□	□
11. 蛋白质含量丰富的食物吃多了，大便呈黄色。	□	□
12. 如果肉类或海鲜类食物摄入多了，大便的气味会加重。	□	□
13. 便秘患者可表现为唇色黯红。	□	□
14. 肠梗阻多数可能是结肠神经肌肉病变如假性肠梗阻、先天性巨结肠等引起。	□	□
15. 避免滥用泻药，并保持大便通畅，是防治大肠黑变病的根本方法。	□	□
16. 左下腹扪及活动度较大的条索状或腊肠状肠管时，应疑是乙状结肠痉挛。	□	□

答案：

1. 是　2. 是　3. 是　4. 否　5. 否　6. 是　7. 是　8. 是　9. 否
10. 否　11. 否　12. 是　13. 是　14. 否　15. 是　16. 是

重点提示：

◆ 大多便秘患者唯一的症状是粪便干结、排便困难；如结肠痉挛引起的便秘，则排出的粪便呈羊粪样；由于用力排出坚硬粪块，可引起肛门疼痛、肛裂，甚至诱发痔疮和肛门乳头炎；有时，在排便时由于粪块嵌塞在直肠内而难于排出，但有少量水样粪质绕过粪块自肛门流出，而形成假性腹泻。

◆ 便秘常见症状可有腹痛、腹胀、恶心、食欲减退、疲乏无力及头痛、头晕等。患者在左腹部降结肠和乙状结肠部位可能触及条形肿块，以为肿瘤而来就诊，其实这是停滞于肠内的粪块或痉挛的肠腔，这种肿块不会持续存在，在排便后可消失，与肠内肿瘤持续存在不同。

◆ 便秘患者往往会出现腹痛，腹痛以下腹部疼痛多见，疼痛的性质一般为钝痛或者隐痛，如果合并粪块嵌塞或者引起肠梗阻，疼痛可以成为绞痛，同时还能合并恶心、呕吐等症状。

◆ 便秘患者的粪便长期滞留，引起发酵腐败、气体积聚，不仅可以影响消化系统的正常功能，而且还可以由胃内向口腔散发不良气味，引起口臭。

◆ 健康的大便通常能够很润滑顺畅地从肛门排泄出，因为比水重，所以不会漂浮在水上。如果肠道吸收功能下降，脂肪残留太多的大便则会漂浮在水面上。

◆ 大便的颜色取决于食物的种类和胆红素。碳水化合物含量丰富的食物吃多了，大便会因呈酸性而变成黄色，而蛋白质含量丰富的食物吃多了，大便会因呈碱性而变成褐色。一般来说，黄色和褐色的大便都是健康的。

◆ 肠内细菌会使食物残渣发酵或腐败，以制造大便，在这个过程中，就会产生甲基吲哚和吲哚。此外，消解过程中产生的硫化物、氨气、甲烷也会让气味更重。如果肉类或海鲜类食物摄入多了，气味会加重，这都是因为在消解此类食物残渣的过程中产生的甲基吲哚和吲哚的缘故。

◆ 有便秘情况的患者，唇色也因气血不畅无法滋养而色黯。

◆ 肠梗阻可由肠粘连、疝、肿瘤、炎症（如克罗恩病）、异物（如结石）、粪便嵌顿、肠扭转等机械性肠梗阻引起，也有可能是由腹腔内急性病变、代谢紊乱（如低钾血症）、创伤或手术麻醉后等麻痹性肠梗阻引起，少数可能是由结肠神经肌肉病变如假性肠梗阻、先天性巨结肠等引起。

	是	否
17. 便秘与腹泻交替，并有脐周或中下腹部隐痛时，多提示为肠结核或腹腔内结核、慢性溃疡性结肠炎或肠易激综合征等病变。	☐	☐
18. 下腹部或直肠、肛门内胀痛不适，用力解出坚硬而粗大的粪团后胀痛减轻，多提示为结肠痉挛或肠易激综合征。	☐	☐
19. 左下腹隐痛不适，解出呈栗子状的坚硬粪团后，隐痛缓解，多提示为直肠性便秘。	☐	☐
20. 便秘发生时常伴随的症状中，最为常见的是腹痛。	☐	☐
21. 肠易激综合征患者中的肠痉挛性便秘，其粪便常呈干燥坚硬的颗粒状，如羊粪状，同时常伴有腹部阵发性绞痛，但排便后疼痛可有缓解。	☐	☐
22. 粪嵌塞性便秘表现为不排便、不排气，且伴有剧烈腹痛。	☐	☐
23. 肠梗阻性便秘或粪块堵塞性肠梗阻是直肠便秘的一种特殊表现。	☐	☐
24. 右半侧结肠癌表现为进行性加重性便秘，左半侧结肠癌主要表现为便秘与腹泻交替出现，隐血试验常为阳性。	☐	☐
25. 便秘会引起骶骨部、臀部、大腿后侧隐痛与酸胀等感觉。	☐	☐

答案：

17. 是　18. 否　19. 否　20. 否　21. 否　22. 否　23. 否　24. 否　25. 是

重点提示：

◆ 下腹部或直肠、肛门内胀痛不适，用力解出坚硬而粗大的粪团后胀痛减轻，多提示为直肠性便秘（排便刺激减弱）；左下腹隐痛不适，解出呈栗子状的坚硬粪团后，隐痛缓解，多提示结肠痉挛或肠易激综合征。

◆ 在便秘发生时，常常会有一些症状伴随发生。最为常见的是在排泄时会发现粪便不但干燥而且还有血，这就是最常见的大便带血。腹痛也是在便秘时常会出现的症状，有的患者甚至会有便秘与腹泻交替出现。此外，急性腹痛、消瘦、贫血和偏食，这些都是便秘时会出现的症状。

◆ 结肠痉挛引起的痉挛性便秘，其粪便常呈干燥坚硬的颗粒状，如羊粪状，同时常伴有腹部阵发性绞痛，但排便后疼痛可有缓解。肠易激综合征患者中的肠痉挛性便秘，其粪便也为羊粪状，但常伴有较多黏液，或便秘与腹泻交替出现。患者常有较剧烈的腹痛。

◆ 肠梗阻性便秘或粪块堵塞性肠梗阻表现为不排便（大便不通）、不排气，且伴有剧烈腹痛。

◆ 粪嵌塞性便秘是直肠便秘的一种特殊表现，多由于直肠黏膜敏感性降低或丧失，其特点为肛门部位经常有少量稀粪漏出，经常污染内裤，直肠指诊检查可触到直肠内堵满嵌塞的干燥粪块。

◆ 右半侧结肠癌表现为便秘与腹泻交替出现，隐血试验常为阳性，左半侧结肠癌主要表现为进行性加重性便秘。

◆ 便秘会引起骶骨部、臀部、大腿后侧隐痛与酸胀等感觉，这是由于粪块压迫第3~5骶神经根前支。

四、便秘的检查

	是	否
1. 便秘患者需要做的特殊检查有钡灌肠检查、气钡双重造影等。	☐	☐
2. 通过结肠镜检查，内痔、低位直肠肿块均可窥及。	☐	☐
3. 腹部 X 线平片检查的主要目的是排除肿瘤性病变。	☐	☐
4. 排便造影检查是目前诊断结肠慢传输型便秘的重要方法。	☐	☐
5. 结肠传输试验是目前诊断出口梗阻型便秘的重要方法。	☐	☐
6. 怀疑有肛门直肠疾病的便秘患者，应进行肛门直肠指诊，可帮助了解有无直肠肿块、存粪以及肛门括约肌的功能。	☐	☐
7. 目前有了更新的检查方法，直肠指诊可以省略不使用。	☐	☐
8. 直肠指诊对发现早期直肠癌有重要价值。	☐	☐
9. 粪便检查和隐血试验列为便秘的常规检查。	☐	☐
10. 结肠镜或影像学检查有助于确定有无器质性病因。	☐	☐
11. 肛门镜检查，特别是电子肛肠镜，简单实用、方便快捷，能减少医疗纠纷的发生。	☐	☐
12. 进行结肠传输试验检查有利于确定便秘的类型、明确病因，有利于便秘的治疗。	☐	☐
13. 结肠传输试验的做法：检查者于检查前 3 天禁止服任何泻药，保持平时的饮食、生活、工作习惯。检查当日吃过早餐后，于上午 8 时口服医院提供的专用标记物 1 粒（不透 X 线标记物）。分别于服后 12 小时、24 小时和 36 小时拍摄腹部 X 线片，必要时 36 小时后再拍摄腹部 X 线片，观察标记物的分布以判断粪便在直肠内的传输情况。	☐	☐
14. 做排便造影时，需要在检查前日午后 1 小时、2 小时、3 小时冲服番泻叶 9~15 克，以清除积粪。	☐	☐
15. 做排便造影检查稍微有痛苦，需要小心操作。	☐	☐

答案：

1. 否　　2. 否　　3. 否　　4. 否　　5. 否　　6. 是　　7. 否　　8. 是　　9. 是

10. 是　　11. 是　　12. 是　　13. 否　　14. 否　　15. 否

重点提示：

◆ 发生便秘时，不要盲目地仅对症滥用泻药治疗，以免耽误病情。应当到医院进行检查，并根据病情做一些必要的特殊检查，以明确引起便秘的原因：①血常规检查。②粪便检查及粪隐血试验。③直肠指诊。④内镜检查：如肛门镜、直肠镜、乙状结肠镜、纤维结肠镜等检查。⑤X 线检查：X 线透视和腹部平片、钡灌肠检查、气钡双重造影。⑥超声检查：腹部、肛周及直肠腔内超声检查。⑦CT、磁共振成像检查。⑧特殊检查：如结肠传输试验、排便造影检查等。

◆ 通过肛门镜检查，内痔、低位直肠肿块均可窥及。结肠镜检查的主要目的是排除肿瘤性病变。

◆ 便秘患者除了常规的肛门视诊、直肠指诊和肛门镜检查外，还应该做如下特殊检查，方可确诊。①排便造影检查：排便造影检查是目前诊断出口梗阻型便秘的重要方法。②结肠传输试验：结肠传输试验是目前诊断结肠慢传输型便秘的重要方法。③直肠肛管压力测定。④球囊逼出试验。⑤盆底肌电图检查。⑥纤维结肠镜检查。

◆ 直肠指诊是临床常用的一种既简便易行而又最有效的检查方法，不能省略，是肛肠科医生的"指眼"。许多肛管直肠疾病仅靠指诊即可早期发现，特别是对发现早期直肠癌有重要价值。约80%的直肠癌可在指诊时被发现。

◆ 结肠传输试验的做法：检查者于检查前 3 天禁止服任何泻药，保持平时的饮食、生活、工作习惯。检查当日吃过早餐后，于上午 8 时口服医院提供的专用标记物 1 粒（一般为 20 枚），为不透 X 线标记物，分别于服后 24 小时、48 小时和 72 小时拍摄腹部 X 线片，必要时 72 小时后再拍摄腹部 X 线片，观察标记物的分布以判断粪便在直肠内的传输情况。

◆ 做排便造影时，需要在检查前日午后 2 小时、4 小时、8 小时冲服番泻叶 9~15 克，以清除积粪。

◆ 排便造影为无创性检查，所以排便造影检查无痛苦。

	是	否
16. 直肠球囊逼出试验是了解直肠排便功能的一项主要检查。	☐	☐
17. 直肠球囊逼出试验对出口梗阻型便秘有辅助价值，而且是肛门失禁的客观诊断依据。	☐	☐
18. 直肠球囊逼出试验有助于判断直肠及盆底肌的功能有无异常。	☐	☐
19. 肛门直肠测压监测指标能反映直肠的耐受性和存储功能。	☐	☐
20. 肛管直肠压力可反映和提示盆底肌肉和内外括约肌等排便肌群的活动功能，有助于对大便失禁、便秘、先天性巨结肠做出有价值的评价。	☐	☐
21. 盆底肌电图是一种用来分析便秘原因的检查方法。	☐	☐
22. 在诊断盆底肌失弛缓症时，排便造影检查的诊断价值比盆底肌电图大。	☐	☐
23. 纤维结肠镜和气钡双重对比造影是目前诊断大肠疾病的重要手段，是便秘诊断中必不可少的两项检查。	☐	☐
24. 纤维结肠镜和大肠气钡双重对比造影检查均可在直视下或电视显示屏上，观察到肠黏膜上炎症、肿瘤、出血等病变，可取活体组织行病理检查，明确病变性质，并可清楚地显示病变的部位。	☐	☐
25. 肠易激综合征患者常排出大量的黏液，并且黏液中有红细胞和白细胞。	☐	☐
26. 中老年患者粪便中经常出现少量血液时，应特别注意大肠癌的可能。	☐	☐
27. 基础压和紧缩压都升高多见于儿童便秘。	☐	☐
28. 急性便秘伴有肠绞痛、腹部膨隆、蠕动增加、肠鸣音亢进者，应考虑机械性肠梗阻的可能，并应首先检查腹股沟区有无嵌顿疝和腹壁有无以往的手术瘢痕。	☐	☐
29. 急性便秘者，若腹壁强硬伴有压痛和反跳痛，提示腹膜炎。	☐	☐
30. 老年人或心血管疾病患者如发生剧烈腹痛、便秘、肠鸣音消失并迅速出现休克时，应考虑肠系膜血管栓塞。	☐	☐
31. 乙状结肠过长所致的扭转不能引起便秘。	☐	☐
32. 急性便秘者若患有贫血，同时有消瘦、大便形状变细，应考虑为结肠肿瘤。	☐	☐

答案：

16. 否　17. 是　18. 是　19. 是　20. 是　21. 是　22. 否　23. 是　24. 否
25. 否　26. 是　27. 是　28. 是　29. 是　30. 是　31. 否　32. 是

重点提示：

◆ 球囊逼出试验为将球囊置于受试者直肠壶腹部，注入37℃温水50毫升，嘱受试者取习惯的排便姿势尽快将球囊排出，正常为5分钟内排出。该试验有助于判断直肠及盆底肌的功能有无异常。

◆ 盆底肌电图检查中，可以应用会阴神经潜伏期或肌电图检查分辨便秘是肌源性或是神经源性。这也是用来分析便秘原因的检查方法。

◆ 盆底肌电图就是通过记录盆底肌肉在静息、排便状态下电活动变化，来了解盆底肌肉的功能状态及神经支配情况。盆底肌电图检查在诊断盆底肌失弛缓症时，其诊断价值比排便造影更大。也可利用此类患者盆底肌电图的变化指导、训练患者，使患者恢复正常排便（生物反馈）。

◆ 纤维结肠镜检查可在直视下或电视显示屏上，观察到肠黏膜上炎症、肿瘤、出血等病变，可取活体组织行病理检查，明确病变性质。而大肠气钡双重对比造影检查可清楚地显示病变的部位。二者相互补充，为便秘的诊断和治疗提供更科学全面的依据。

◆ 肠易激综合征患者常排出大量的黏液，但黏液中极少有红细胞、白细胞。

◆ 急性便秘伴有肠绞痛、腹部膨隆、蠕动增加、肠鸣音亢进者，应考虑机械性肠梗阻的可能，并应首先检查腹股沟区有无嵌顿疝和腹壁有无以往的手术瘢痕。伴便血者，若为幼儿则应考虑肠套叠，若为老年人则多为结肠癌并发肠套叠。腹壁强硬伴有压痛和反跳痛，提示腹膜炎。老年人或心血管疾病患者如发生剧烈腹痛、便秘、肠鸣音消失并迅速出现休克时，则应考虑肠系膜血管栓塞。乙状结肠过长所致的扭转也可引起便秘，并有下腹膨胀和压痛。有贫血貌并见齿龈边蓝色线、有铅接触史者，可能为慢性铅中毒。如果患有贫血，同时有消瘦、大便形状变细，则应考虑结肠肿瘤。

	是	否
33. 大肠癌特别是左半结肠癌的患者出现便秘，常伴有不同程度的贫血。	□	□
34. 如果周围血液中有网织红细胞、点彩红细胞与多染色红细胞增多，多为慢性铅中毒引起的便秘。	□	□
35. 疑为直肠和乙状结肠病变的便秘患者不需要进行直肠和乙状结肠镜检查。	□	□
36. 进行直肠和乙状结肠镜检查时，如遇有直肠或乙状结肠远端狭窄，窥镜不能通过时，需要想办法插入窥镜。	□	□
37. 进行直肠和乙状结肠镜检查时，无论患有何种疾病均不能延期检查。	□	□
38. 进行直肠和乙状结肠镜检查时，对于有出血倾向或凝血功能障碍的患者，需要小心取肠活组织检查。	□	□
39. 怀疑患者有消化道病变时，胃肠道造影检查是一种基本、重要的检查方法。	□	□
40. 胃肠道造影检查正常时，钡剂在 4~8 小时内可到达结肠脾曲，10~24 小时内应全部从结肠排出，而在便秘时，可有排空延迟。	□	□
41. 在消化道梗阻，尤其是不排便、不排气时，也可以做钡剂检查。	□	□
42. 便秘患者做 B 超检查可提示胃肠道肿瘤或其他部位肿瘤压迫肠道的情况。	□	□
43. 肛管压力测定可反映和提示盆底肌肉和内外括约肌等排便肌群的活动功能。	□	□
44. 便秘患者的紧缩压一般会减低。	□	□
45. 紧缩压降低，表示外括约肌活动功能低下。	□	□
46. 紧缩压降低多见于青年人便秘。	□	□
47. 紧缩压升高多见于儿童便秘。	□	□

答案：

33. 否　34. 是　35. 否　36. 否　37. 否　38. 否　39. 是　40. 否
41. 否　42. 是　43. 是　44. 否　45. 是　46. 否　47. 否

重点提示：

◆ 大肠癌特别是右半结肠癌的患者出现便秘，常伴有不同程度的贫血，如果周围血液中有网织红细胞、点彩红细胞与多染色红细胞增多，多为慢性铅中毒引起的便秘。这类便秘患者的血、尿含铅量的测定，也有助于铅中毒的诊断。

◆ 直肠和乙状结肠是消化道的末端，也是息肉、溃疡、恶性肿瘤的好发部位。直肠腺瘤性息肉是癌前病变，家族性多发性息肉病也常易癌变，甚至有多处癌变，癌变率可高达 15%～60%，溃疡性结肠炎也是比较常见的癌变诱因。恶性肿瘤发生在直肠和乙状结肠连接处的最多，占全身恶性肿瘤的 15%，占肠癌的 75%，约一半发生在直肠。而发生在直肠和乙状结肠的恶性肿瘤患者往往先有大便习惯的改变和便血，常易被误诊为痢疾和痔疮等，给患者带来严重的后果。因此，凡疑为直肠和乙状结肠病变的便秘患者都应进行乙状结肠镜检查，特别是疑有直肠和结肠恶性肿瘤或出现直肠、乙状结肠刺激症状（如排便习惯的改变、便血、黏液便、大便形状变细等）时，都应及时进行直肠和乙状结肠镜检查。

◆ 如遇有直肠或乙状结肠远端狭窄，窥镜不能通过时，就不要强行插入；或当患者出现腹膜刺激症状，不能耐受检查时，也不要强行检查；对于同时患有急性感染性疾病、近期发生的心肌梗死、急性腰背部损伤或下肢扭伤，以及经期妇女等，则要延期检查；对于有出血倾向或凝血功能障碍的患者，应禁忌取肠活组织检查。

◆ 怀疑患者有消化道病变时，胃肠道造影检查是一种基本、重要的检查方法，它可以显示消化道有无狭窄、息肉、肿瘤、扩张、肠道内憩室等可导致便秘的疾病。同时，还可以明确肠道的运动功能。正常时，钡剂在 12～18 小时内可到达结肠脾曲，24～72 小时内应全部从结肠排出，而在便秘时，可有排空迟延。在消化道梗阻，尤其是不排便、不排气时，则不可做钡剂检查，以免加重病情。

◆ 便秘患者的基础压一般会减低。紧缩压降低表示外括约肌活动功能低下，多见于老年人便秘。紧缩压升高则多见于青年人便秘，基础压和紧缩压都升高则多见于儿童便秘。

五、便秘的诊断与鉴别诊断

	是	否
1. 老年患者有顽固性便秘时，应想到是否由结肠癌、直肠梗阻引起。	□	□
2. 结肠癌、直肠癌患者以年龄在 20 岁以上的人多见，约有 20% 则见于青壮年。	□	□
3. 新生儿有顽固性便秘者，应考虑先天性巨结肠或肛门狭窄闭锁。	□	□
4. 有长期铅接触史，包括从事接触含铅泥染料、蓄电池以及铅字排版等工作者，应想到慢性铅中毒的可能。	□	□
5. 患者伴有低热、盗汗、腹痛、腹泻或腹泻与便秘交替出现等症状时，可诊断为结肠癌。	□	□
6. 部分肠结核患者可在左下腹扪及固定、坚硬、具有压痛的肿块。	□	□
7. 左侧结肠癌患者在检查时可扪及结节状、坚硬的肿块。	□	□
8. 盲肠的肿块在右上腹，升结肠的肿块在左侧腹，肝曲部的肿块在右下腹，横结肠的肿块在脐附近。	□	□
9. 右侧结肠癌患者的早期症状为大便次数增多，并带有黏液及血，当癌肿生长到一定程度，可以出现便秘、腹痛、腹胀等肠梗阻症状。	□	□
10. 结肠脾曲部癌患者可在右上腹扪及肿块，降结肠的肿块则在右腰部。	□	□
11. 便秘伴有大便表面带鲜血者应考虑为痔疮、直肠肿瘤等。	□	□
12. 结肠憩室炎腹痛的部位多在右小腹部和小腹部，可以通过内镜检查和钡剂灌肠 X 线造影检查明确诊断。	□	□
13. 大肠克罗恩病的腹痛多数为较重的隐痛，发作期可有绞痛，以上腹部为主，有时也会引起全腹疼痛，而且患者体重增加。	□	□
14. 大肠克罗恩病的诊断比较简单，只通过钡剂灌肠 X 线检查和内窥镜检查即可确诊。	□	□
15. 大肠克罗恩病的粪便形状多是软便、水样便、黏液便，同时伴有腹痛。	□	□
16. 右半结肠癌、左半结肠癌和直肠癌在出现大便情况改变的同时，都会伴有慢性消耗的表现，但肛管癌不会出现上述表现。	□	□

答案：

1. 是　2. 否　3. 是　4. 是　5. 否　6. 否　7. 否　8. 否　9. 否
10. 否　11. 是　12. 否　13. 否　14. 否　15. 是　16. 否

重点提示：

◆ 老年患者有顽固性便秘时，须想到是否由结肠癌、直肠梗阻引起。结肠癌、直肠癌患者以年龄在 50 岁以上的人多见，约有 20% 则见于青壮年。新生儿有顽固性便秘者，应考虑先天性巨结肠或肛门狭窄闭锁。

◆ 患者伴有低热、盗汗、腹痛、腹泻或腹泻与便秘交替出现等症状时，可诊断为肠结核。部分患者可在右下腹扪及固定、坚硬、具有压痛的肿块。胃肠钡剂造影检查有助于诊断。

◆ 结肠癌分为右侧结肠癌和左侧结肠癌。右侧结肠癌在检查时可扪及结节状、坚硬的肿块。一般来说，盲肠的肿块在右下腹，升结肠的肿块在右侧腹，肝曲部的肿块在右上腹，横结肠的肿块在脐附近。左侧结肠癌的早期症状为大便次数增多，并带有黏液及血，当肿瘤生长到一定程度，可以出现便秘、腹痛、腹胀等肠梗阻症状。结肠脾曲部癌可在左上腹扪及肿块，降结肠的肿块则在左腰部。便秘伴有大便表面带鲜血者应考虑痔疮、直肠肿瘤等。

◆ 结肠憩室炎常有便秘伴腹痛，有时会突然便出大量鲜血或血块，腹痛的部位多在左小腹部和小腹部，可以通过内镜检查和钡剂灌肠 X 线造影检查明确诊断。

◆ 大肠克罗恩病的主要症状是腹泻，少部分为腹泻与便秘交替进行。粪便多是软便、水样便、黏液便，同时伴有腹痛。腹痛多数为较轻的钝痛，发作期可有绞痛，以下腹部为主，有时也会引起全腹疼痛，而且患者体重减轻。本病的诊断比较困难，要通过钡剂灌肠 X 线检查、内镜检查、病理组织学检查以及其他全身检查和化验检查，排除了溃疡性结肠炎、肠结核、细菌性痢疾、阿米巴痢疾等疾病后才能确诊。

◆ 大肠癌的部位不同，产生的症状和体征也有所不同，但无论是右半结肠癌、左半结肠癌、直肠癌，还是肛管癌，在出现大便情况改变的同时，都会伴有慢性消耗的表现，如贫血、体重减轻、食欲不振、全身乏力等。

	是	否
17. 某患者用力排便时，血液从肛门排出，鲜血常附在大便表面，便后可有肛门滴血，卫生纸上沾有鲜血，严重时可呈现喷射状出血。此患者可诊断为肛裂出血。	□	□
18. 痔疮出血做肛门视诊检查，可以进一步明确诊断。	□	□
19. 某患者便时鲜血点滴而出，便后卫生纸上沾血，排便时肛门疼痛，排便后疼痛可持续较久。此患者可诊断为痔疮出血。	□	□
20. 肛裂出血做直肠镜检查即可得到确诊。	□	□
21. 当有排便引起的周期性剧烈肛门疼痛伴便血时，应考虑有痔疮。	□	□
22. 凡儿童有便血、大便次数及性质基本正常者，多为直肠息肉。	□	□
23. 结肠息肉多见于青年人，粪便带有鲜血和黏液，可因反复出血而引起贫血。	□	□
24. 肠套叠常为黏液血便，呈果酱状，儿童多见，伴有腹痛，腹部可扪及套叠的肿块，易引起肠梗阻。	□	□
25. 目前，国际上使用的罗马Ⅲ有关慢性便秘的诊断标准是必须满足便秘诊断中的 1 个或 2 个症状。	□	□
26. 问诊在便秘诊查中一般没有什么用处。	□	□
27. 部分结肠慢传输型便秘患者伴有右下腹部钝痛、不适、恶心、呕吐。	□	□
28. 部分慢传输型便秘患者触诊可在右下腹触及增粗的肠管或充满粪团的肠管。	□	□
29. 直肠前突主要发生于中老年经产女性，男性很少见。	□	□
30. 直肠前突深度可分为三度：轻度前突深度为 6～12 毫米，中度为 12～25 毫米，重度大于 26 毫米。	□	□
31. 深度在 20 毫米以下的直肠前突常见于健康无症状者。	□	□

答案:

17. 否　18. 否　19. 否　20. 否　21. 否　22. 是　23. 是　24. 是

25. 否　26. 否　27. 否　28. 否　29. 是　30. 否　31. 是

重点提示:

◆ 痔疮出血的特点是用力排便时血液从肛门排出,鲜血常附在大便表面,大便后可有肛门滴血,或卫生纸上沾有鲜血。严重者因用力排便可呈现喷射状出血。遇此情况,应做直肠镜检查,以进一步明确诊断。

◆ 肛裂出血的特点是出血量一般较少,或粪便表面带鲜血,或便时鲜血点滴而出,或便后卫生纸上沾血。另一特点是常有排便时肛门疼痛,排便后疼痛可持续较久,肛门视诊即可确诊。所以,当有排便引起的周期性剧烈肛门疼痛伴便血时,应考虑有肛裂。

◆ 大肠息肉的主要症状是便血,便血的特点是具有间歇性、色鲜红、一般量不多、不与粪便相混。

◆根据罗马Ⅲ诊断标准,便秘的诊断标准为:(1)必须满足以下2个或多个症状:①排便费力(≥25%)。②排便为块状或硬便(≥25%)。③有排便不尽感(≥25%)。④有肛门直肠梗阻和(或)阻塞感(≥25%)。⑤需要用手指辅助排便、盆底支撑排便等手法以促进排便(≥25%)。⑥排便少于每周3次。(2)不用峻泻药几乎没有松散大便。

◆ 问诊作为诊断的第一步是非常重要的,通过了解便秘的程度、经过、生活习惯,特别是饮食生活的内容、常用药物、长服药物、既往病史,可以诊断出便秘发生的原因。另外,问诊也提示医生应进行哪些必要的辅助检查。

◆ 部分结肠慢传输型便秘患者伴有左下腹部隐痛、不适、恶心、无呕吐。部分患者有焦虑、失眠、抑郁等全身症状。大多数患者伴有痔疮,排便多有不同程度的肛门滴血,粪便表面附着鲜红血迹。

◆ 慢传输型便秘患者多无特殊体征,部分患者触诊可在左下腹触及增粗的肠管或充满粪团的肠管。

◆ 1999年全国便秘诊治新进展学术研讨会拟订的直肠前突分度标准,根据排便造影检查,将直肠前突深度分为三度:轻度前突深度为6~15毫米,中度为16~30毫米,重度大于31毫米。深度在20毫米以下的直肠前突常见于健康无症状者。

	是	否
32. 当患者主诉直肠内有阻塞感、排便不尽、便次增多但每次排便量少时，就应考虑到直肠内套叠的可能。	□	□
33. 纤维结肠镜检查和肠道钡剂灌肠检查可以轻易发现直肠内套叠。	□	□
34. 直肠内套叠的诊断主要靠医生对直肠指诊及排便造影。	□	□
35. 纤维结肠镜是直肠内套叠最具价值的诊断方法。	□	□
36. 直肠内套叠典型的影像学表现是直肠侧位片可见黏膜脱垂呈漏斗状，部分患者有骶骨直肠分离现象，如存在上述表现，直肠内套叠的诊断可基本成立。	□	□
37. 直肠指诊是诊断耻骨直肠肌综合征最简单的方法。	□	□
38. 排便造影是诊断耻骨直肠肌综合征的首选方法。	□	□
39. 盆底肌痉挛综合征的诊断需要依靠特殊检查。	□	□
40. 盆底失弛缓综合征患者有排便不畅感，排便前后常有肛门及骶骨后疼痛或直肠下段重压感。	□	□
41. 盆底失弛缓综合征的主要症状为缓慢、进行性减轻的排便困难。	□	□
42. 球囊逼出试验对内括约肌失弛缓症的最后诊断有重要意义。	□	□
43. 会阴下降综合征的疼痛与排便有重要的关系。	□	□
44. 会阴下降综合征严重者可有直肠出血、大便失禁及子宫脱垂等症状。	□	□
45. 孤立性直肠溃疡综合征多见于老年人，男女发病率差别很大。	□	□
46. 男女均可发生盆底疝，以男性多见。	□	□
47. 盆底疝主要靠盆腔、阴道、膀胱及排便同步造影检查明确诊断。	□	□

答案：

32. 是　33. 否　34. 是　35. 否　36. 是　37. 是　38. 否　39. 是

40. 是　41. 否　42. 否　43. 否　44. 是　45. 否　46. 否　47. 是

重点提示：

◆ 由于脱垂的直肠黏膜在患者平卧或侧卧时常常复位，因此一般的检查如纤维结肠镜、肠道钡剂灌肠等不易发现本病，诊断主要靠医生对直肠指诊及排便造影。直肠指诊可发现直肠下端黏膜松弛或肠腔内黏膜堆积。排便造影可观察到排便时直肠内的动态变化，是直肠内套叠最具价值的诊断方法。

◆ 直肠指诊是诊断耻骨直肠肌综合征最简单的方法，会发现肛管的紧张度增高、肛管明显延长，并可触及明显肥大、质地较硬且有触痛的耻骨直肠肌。

◆ 肛管直肠压力测定因无创、灵敏度和特异性高，是诊断耻骨直肠肌综合征的首选方法。

◆ 盆底失弛缓综合征的主要症状为缓慢、进行性加重的排便困难。患者排便需过度用力，常大声呻吟、大汗淋漓，排便时间延长，每次需 0.5~1 小时。排便需灌肠或服用泻药，且泻药用量逐渐增大，便次频繁，有排便不畅感，排便前后常有肛门及骶骨后疼痛或直肠下段重压感。

◆ 诊断内括约肌失弛缓症除有无痛性排便困难外，尚有排便费力、粪便干结，患者常有用手挤压下腹部或取蹲位的习惯，甚至用手协助排便。诊断还必须依靠相关特殊检查，包括排便造影、肛管测压及盆底肌电图等。由于各种表现也可见于盆底肌痉挛的患者，因此为与之鉴别，必须进行盆底肌电图检查，可发现有肛管内括约肌的放电频率及放电间隔异常，对本病的最后诊断有重要意义。

◆ 会阴部疼痛是会阴下降综合征的主要症状，长期站立或久坐后出现难以定位的深部会阴疼痛或不适，平卧休息时减轻，疼痛与排便无明显关系。严重者有直肠出血、大便失禁及子宫脱垂等。

◆ 孤立性直肠溃疡综合征是一种少见的慢性非特异性良性疾病，有排便困难、血便、黏液便、肛门疼痛及直肠黏膜溃疡等特点，多见于青壮年，男女发病率差别不大。

◆ 盆底疝是指腹腔脏器疝入异常加深的直肠子宫陷凹或直肠膀胱陷凹内，或者疝入盆底异常间隙或正常扩大的间隙内，包括盆底腹膜疝、闭孔疝、子宫切除后会阴疝等，男女均可发生，以女性多见。因疝囊内有小肠、乙状结肠或子宫等疝内容物，主要靠盆腔、阴道、膀胱及排便同步造影检查明确诊断。

	是	否
48. 在先天性巨结肠检查中，肌电图检查是一种诊断率高、安全简便且无损伤的检查方法。	□	□
49. 引起便秘常见的病因有习惯性便秘、神经系统病变、结肠肿瘤等，急性便秘多由急性感染或肠梗阻引起。	□	□
50. 出口梗阻型便秘、结肠无力均属于中度便秘。	□	□
51. 胃肠通过试验判断是否存在肠道传输减慢引起的便秘非常简易可行。	□	□
52. 肛门直肠压力测定常用的方法是灌注式测压。	□	□
53. 球囊逼出试验有助于诊断和评估出口梗阻型便秘患者的肛门括约肌、直肠动力和感觉功能障碍。	□	□
54. 阴部神经终末运动潜伏期测定能显示有无神经传导异常，可以了解肛门括约肌有无缺损等。	□	□
55. 会阴下降综合征患者可观察到阴部神经终末运动潜伏期缩短。	□	□
56. X线肠道造影可以了解肛门括约肌有无缺损及其缺损程度和方位等。	□	□
57. 一般情况下，有条件的医院大多选择直肠镜或乙状结肠镜检查，能得到比较全面的了解与评价便秘的资料。	□	□
58. 所有便秘患者都需要做结肠镜检查。	□	□
59. X线下消化道造影对结肠占位性病变和炎症性病变的检出率比结肠镜敏感。	□	□
60. 在直肠指诊检查中，患者多取右侧卧位或膝胸位。	□	□
61. 直肠指诊可以对直肠及其邻近部位的病变进行初步的诊断。	□	□
62. 肠镜检查对于便秘患者明确病因具有其他检查无法取代的地位。	□	□
63. 当便秘患者出现消化道症状时，肠镜检查是一种基本的检查方法。	□	□
64. X线腹部透视和腹部平片对于结肠梗阻的诊断具有重要价值。	□	□
65. 结肠传输试验通过对便秘类型的鉴别可为后续的治疗起到指导作用。	□	□

答案：

48. 否　49. 是　50. 否　51. 是　52. 是　53. 否　54. 是　55. 否　56. 否

57. 否　58. 否　59. 否　60. 否　61. 是　62. 是　63. 否　64. 是　65. 是

重点提示：

◆ 先天性巨结肠过去主要依靠 X 线检查和直肠活检。近年来肛管直肠测压和组织病理学检查比较普遍，B 超和肌电图检查也逐渐开展，但各种检查都有局限性，临床应选择应用，取长补短，以最易确诊又无痛苦的简便方法进行准确诊断。肛管直肠测压是一种诊断率高、安全简便且无损伤的检查方法。

◆ 一般可将便秘分为轻、中、重三度。所谓的难治性便秘常常是重度便秘，可见于出口梗阻型便秘、结肠无力以及重度便秘型肠易激综合征等。

◆ 肛门直肠压力测定常用的方法是灌注式测压。肛门直肠测压有助于诊断和评估出口梗阻型便秘患者的肛门括约肌、直肠动力和感觉功能障碍。

◆ 阴部神经终末运动潜伏期测定能显示有无神经传导异常，可以了解肛门括约肌有无缺损等，如果这一时间延长，则提示阴部神经病变，常在会阴下降综合征的患者观察到。

◆ 肛门超声内镜检查可以了解肛门括约肌有无缺损及其缺损程度和方位等。

◆ 肠镜检查包括直肠镜、乙状结肠镜和纤维结肠镜或电子结肠镜，可根据需要分别检查直肠、乙状结肠和全结肠。一般情况下，有条件的医院大多选择纤维结肠镜或电子结肠镜检查，能得到比较全面的了解与评价便秘的资料。

◆ 虽然便秘大多是非器质性病变，也并非所有的便秘患者都要做结肠镜检查，但在对便秘做出任何诊断或治疗之前必须排除大肠的器质性病变。

◆ X 线下消化道造影虽然对结肠占位性病变和炎症性病变的检出率没有结肠镜敏感，但对便秘有关的病变，如结肠冗长、巨结肠等，有重要的诊断价值。

◆ 在直肠指诊检查中，患者多取左侧卧位或膝胸位。

◆ 由于肠镜检查能在很大程度上明确患者大肠是否存在或者存在什么样的病变，因此对于便秘患者明确病因，肠镜检查具有其他检查无法取代的地位。

◆ 当便秘患者出现消化道症状时，影像学检查是一种基本的检查方法，它可以显示消化道有无狭窄、扩张、肿瘤、息肉、憩室等引起便秘的病变。同时，还可以了解肠道的运动功能。

◆ X 线腹部透视和腹部平片，对于结肠梗阻的诊断具有重要价值，梗阻近段可见气液平面，部分患者甚至可以看到肿瘤阴影。

	是	否
66. 腹部肿块位于中腹部要考虑横结肠癌、乙状结肠癌等疾病。	☐	☐
67. 克罗恩病可以出现便秘，也可以表现为便秘与腹泻交替。	☐	☐
68. 克罗恩病患者的腹痛多为绞痛，以上腹部明显，有时也可以为全腹痛。	☐	☐
69. 克罗恩病可以通过肠镜、消化道钡剂造影等检查明确。	☐	☐
70. 某患者出现了全身乏力的表现，并且同时还出现发热、食欲不振、精神萎靡等表现，该患者可以考虑为肠结核。	☐	☐
71. 某患者在出现大便性状、次数改变的同时，还出现了全身乏力的表现，伴有贫血、食欲减退、体重减轻等症状，该患者可以考虑为肠道肿瘤。	☐	☐
72. 患者在出现便秘或者便秘与腹泻交替的同时，如果还出现失眠、厌食、注意力不集中等表现，要考虑甲状腺功能减退症的诊断。	☐	☐
73. 患者表现为便秘的同时，如果出现食欲减退、畏寒、嗜睡、体重增加等症状，应高度怀疑甲状腺功能减退症的诊断。	☐	☐
74. 患者表现为便秘的同时，如果出现肌肉无力、瘫软等表现，要考虑高钙血症的诊断。	☐	☐
75. 便秘与腹泻交替是肠易激综合征的特异性症状。	☐	☐

答案：

66. 否　67. 是　68. 否　69. 是　70. 是　71. 是　72. 否　73. 是　74. 是
75. 否

重点提示：

◆ 腹部肿块位于中腹部要考虑横结肠癌、增大的子宫等疾病。腹部肿块位于左侧腹部要考虑是否为乙状结肠内粪块。

◆ 克罗恩病可以有腹痛，腹痛部位与病变部位有关。克罗恩病患者的腹痛多为钝痛，发作期可以有绞痛，以下腹部明显，有时也可以为全腹痛。可以通过肠镜、消化道钡剂造影等检查明确。

◆ 肠结核患者，尤其是增殖型肠结核患者，往往会出现便秘的症状，同时还会出现由于结核杆菌产生的全身症状，由于结核属于消耗性疾病，因此往往会出现全身乏力的表现，如果同时还出现发热、食欲不振、精神萎靡等表现，则要考虑肠结核的诊断。

◆ 肠道肿瘤的患者在出现大便性状、次数改变的同时，一般会有慢性消耗的表现，如果在出现全身乏力的同时还表现有贫血、食欲减退、体重减轻等症状，则要考虑肠道肿瘤的诊断。

◆ 肠易激综合征患者可以由于中枢神经及自主神经功能紊乱，出现肠道运动和分泌功能失调。患者在出现便秘（或者便秘与腹泻交替）的同时，往往会合并全身的精神症状（如全身乏力），如果同时还出现失眠、厌食、注意力不集中等表现，更要考虑本诊断。

◆ 肠道肿瘤由于发生部位的不同，往往会有不同的临床表现，但是各种不同部位的肠道肿瘤也可以刺激自主神经，并造成自主神经或中枢神经功能的失调，引起便秘与腹泻交替的临床症状。因此，便秘与腹泻交替不是肠易激综合征的特异性症状，对于便秘与腹泻交替的患者，要做全面的评估，以免延误器质性疾病的诊断和治疗。

六、便秘的治疗

（一）治疗原则及方法

	是	否
1. 便秘患者的首次就诊可以到社区医院、门诊部进行诊断。	☐	☐
2. 便秘患者需要针对病因来解决便秘，要及时治疗肛裂、肛周感染、子宫附件炎等疾病。	☐	☐
3. 治疗便秘即需要纠正或防止患者经常服用泻药或灌肠的习惯。	☐	☐
4. 便秘患者治疗初期可给予强泻药，如氧化镁等。	☐	☐
5. 形成顽固便秘的患者，可在症状尚未解除时，长期使用盐水、甘油或肥皂水洗肠。	☐	☐
6. 对于没有器质性病变的便秘患者来说，锻炼是首选的。	☐	☐
7. 容易得便秘的人，饮食应该多吃富含油脂类的干果，适当食用肉类和动物内脏等高蛋白、高胆固醇食物。	☐	☐
8. 含膳食纤维最多的食物是燕麦和玉米。	☐	☐
9. 治疗便秘最重要的饮食是纤维及水分。	☐	☐
10. 如果感到便秘的压力，可以试着放松自己，或听些节奏轻快的音乐。	☐	☐
11. 大笑时震动肚皮，有利于防止1~2天内的便秘。	☐	☐
12. 水疗法是治疗顽固性便秘的一种行之有效的新疗法。	☐	☐
13. 与口服泻药和普通洗肠相同的是，水疗法无痛苦、清洗彻底，适用于各种便秘，且具有排毒养颜的功效。	☐	☐
14. 生物反馈疗法是通过测压和肌电设备，使患者直观地感知其排便的盆底肌的功能状态，体会在排便时如何放松盆底肌，同时增加腹内压实现排便的疗法。	☐	☐
15. 结肠无张力的慢传输型便秘患者可进行手术治疗。	☐	☐

答案：

1. 否　2. 是　3. 是　4. 否　5. 否　6. 否　7. 否　8. 否　9. 是
10. 是　11. 是　12. 是　13. 否　14. 是　15. 是

重点提示：

◆ 便秘患者的首次就诊建议可以到综合性的医院，这些医院由于设备比较完善，更有利于明确便秘病因的诊断。在明确病因后，可以在社区医院、门诊部进行随访。

◆ 便秘患者的处理原则有：①向患者宣传排便的生理知识。②针对病因来解决便秘，要及时治疗肛裂、肛周感染、子宫附件炎等疾病。③纠正或防止患者经常服用泻药或灌肠的习惯。治疗初期可给轻泻药，如氧化镁；强泻药应尽量少用或慎用。形成顽固的便秘，可在症状尚未解除时，短期使用盐水、甘油或肥皂水洗肠。少数患者粪块坚硬，并停滞在肛门口，一般泻药无效，必须用手指将大便挖出方能解除患者的痛苦。

◆ 治疗便秘的一般治疗包括饮食、锻炼、改变不良习惯等方面。对于没有器质性病变的便秘患者来说，食疗是首选，即在饮食中增加富含纤维的食物，如麸糠、水果、蔬菜等；锻炼对于常人的排便很有帮助，长期卧床的患者常有便秘致大便嵌塞的情况；缓解生活中的紧张情绪、减缓工作节奏及纠正长期忍便等不良习惯，对某些便秘者也是至关重要的。

◆ 容易得便秘的人，饮食应该增加含植物纤维素较多的粗质蔬菜和水果，适量食用粗糙多渣的杂粮，多食各种新鲜瓜果和蔬菜，适当吃一些富含油脂类的干果。凉开水、蜂蜜等也有助于排便；少吃肉类和动物内脏等高蛋白、高胆固醇食物，少吃辛辣刺激性食物等。

◆ 含膳食纤维最多的食物是麦麸，还有水果、蔬菜、燕麦、玉米、大豆、果胶等。

◆ 大笑时震动肚皮，有利于防止1~2天内的便秘，对肠道有按摩作用，能帮助消化，且能缓解压力与紧张。

◆ 水疗法是治疗顽固性便秘的一种行之有效的新疗法。通过仪器将灭菌净化的盐水不断地注入肛门，经反复冲洗，使积留在大肠内的粪便排出，达到清除肠内毒物、细菌和寄生虫，恢复肠道正常吸收和排泄功能的目的。与口服泻药和普通洗肠不同的是，该疗法无痛苦、清洗彻底，适用于各种便秘，且具有排毒养颜的功效。

◆ 慢传输型便秘的手术条件是：①结肠无张力。②无出口梗阻。③除外肠易激综合征。可做结肠段或次全切除手术。

	是	否
16. 当发生便秘时宜多吃水果、青菜。	□	□
17. 直肠内脱垂患者进行治疗时，常采用结扎直肠黏膜以缩短长度的方法，也可采用注射硬化剂加手术结扎的综合疗法。	□	□
18. 粪便形状不完整，或排便规律及性状突然改变者，必须立即去医院诊治。	□	□
19. 便秘伴发热、腹部包块者，必须立即去医院诊治。	□	□
20. 便秘伴心前区不适、心绞痛者，应警惕便秘诱发心血管疾病的危险。	□	□
21. 中年人如持续出现不明原因的便秘，大便变细、有凹痕，有脓血和黏液便，或里急后重等症状，应警惕是否为结肠、直肠肿瘤。	□	□
22. 肠道有益菌不足者，建议用黄金双歧因子糖肠内增殖双歧杆菌，以防治便秘。	□	□
23. 按摩胃肠部位可增加胃肠蠕动。早晚揉腹，手放脐周，依次按摩降结肠、横结肠、升结肠。	□	□
24. 治疗便秘的"六字诀"为心、喝、吃、摩、动、定。	□	□
25. 早上起床后喝2~3杯热开水，即能消除便秘。	□	□
26. 饮醋疗法可促进排便。	□	□
27. 梨很甜，而且它的热量和脂肪含量很高，不适合肥胖的人食用。	□	□
28. 长期便秘的人多吃梨有助于预防结肠和直肠癌。	□	□
29. 多吃萝卜能通便。	□	□
30. 山药富含膳食纤维，所以多吃山药可以治疗便秘。	□	□
31. 吃任何香蕉都能起到通便的效果。	□	□
32. 临床上治疗便秘是为了达到以下目的：①恢复正常排便频率和正常粪便黏稠度。②解除便秘引起的不适。③治疗便秘引起的各种疾病。④恢复患者心理健康。	□	□

答案：

16.否　17.是　18.是　19.是　20.是　21.是　22.是　23.否　24.是
25.否　26.是　27.否　28.是　29.否　30.否　31.否　32.是

重点提示：

◆ 当发生便秘时宜多吃含纤维素较多的菌藻类、豆类、粗粮类，而不是水果、青菜。无论何种便秘，饮食治疗的第一条原则是补充膳食纤维素，但是水果和青菜并不是食物中纤维素含量最高的，相反，水果、青菜所含纤维素的量在我们的食谱中是较低的。发生便秘时，膳食纤维素的治疗量每日需要40~60克。也就是说，在治疗便秘时，每日需额外补充的膳食纤维素的量至少在20克，而将此量折算成不同的水果和青菜，会是非常大的量。

◆ 如果便秘症状符合以下情况，就必须特别注意，立即去医院诊治：①过去从未发生过便秘情况，却突然开始出现便秘。②本来就容易便秘，近来尤其严重，呈进行性加重。③粪便中带有血丝或黏液。④粪便形状不完整，或排便规律及性状突然改变者。⑤便秘伴发热、腹部包块者。⑥伴有强烈的腹痛或呕吐。⑦便秘伴心前区不适、心绞痛者（警惕便秘诱发心血管疾病的危险）。

◆ 按摩胃肠部位可增加胃肠蠕动。早晚揉腹，手放脐周，依次按摩升结肠、横结肠、降结肠。另外，每日做收腹提肛动作，早晚各做60次。

◆ 早上起床后喝2~3杯冷开水，即能消除便秘。这是因为冷水进入胃部之后引起胃-大肠反射，大肠开始蠕动。便秘时水分会被身体吸收，致使大便变得又干又硬，喝冷开水就可补充不足的水分。

◆ 饮醋疗法可促进排便。米醋30毫升（约两大勺），蜂蜜两勺，加3~5倍的水搅拌，每餐后饮用。醋可以促进排便，但是直接饮用会伤及胃和十二指肠，所以要稀释后饮用。便秘严重者可以加大剂量。

◆ 梨虽然很甜，但是热量和脂肪含量很低，极适合爱吃甜食又怕胖的人食用。

◆ 每百克梨含有3克的纤维素，多为非可溶性纤维，能帮助预防便秘及消化系统疾病，可以净化肾脏、清洁肠道，长期便秘的人应多吃梨，并有助于预防结肠和直肠癌。

◆ 便秘分为很多类型，如内热上火导致的热秘、脾肾亏虚和津液亏虚导致的虚秘等。在中老年人中，虚秘占的比例非常大。白萝卜有消食解气的作用，胀气性便秘吃点白萝卜确实管用。但对于中老年人，本来气就不足，若再泻气，便秘就更重了。

◆ 膳食纤维的确可以缓解便秘，但也会引起胀气和腹痛，胃肠功能差者多食反而会对胃肠道造成刺激。也并不是所有富含膳食纤维的食物都有通便作用，如山药性偏温热，吃多了反而加重便秘。

◆ 一般人都认为，香蕉是润肠的，其实只有熟透的香蕉才能有上述功能，如果多吃了生的香蕉，不仅不能通便，反而会加重便秘。因为没有熟透的香蕉含较多鞣酸，对消化道有收敛作用，会抑制胃肠蠕动。

	是	否
33. 生物反馈治疗中常用的有压力反馈、肌电反馈和排便造影生物反馈法，后两种方法较常用，尤以排便造影生物反馈法应用最多。	☐	☐
34. 根治术常用的手术方法中，以拖出型直肠乙状结肠切除术最为常用。	☐	☐
35. 非手术疗法适用于无法进行根治性手术的患儿，如新生儿、儿童局限性和短段巨结肠，也常用于手术前准备和手术后恢复。	☐	☐
36. 对便意阈值异常的患者，可采取生物反馈治疗。	☐	☐
37. 增生型肠结核、结肠癌、直肠癌、先天性巨结肠等可以不手术治疗。	☐	☐
38. 乙状结肠过长或系膜过长、乙状结肠系膜炎，可造成患者顽固性便秘，用药治疗效果往往不好，通过乙状结肠部分切除吻合术可获得较好的疗效。	☐	☐
39. 根治性手术的基本原则是将病变的肠段切除或将其与肠道隔开，而后将近端的正常肠管与直肠远端吻合，以根本消除肠管痉挛对排便的影响。	☐	☐
40. 结肠造口术适用于 6 个月以上的婴儿及低位节段性痉挛性巨结肠的治疗。	☐	☐
41. 根治术常用于对非手术疗法观察一段时间无效，而且症状逐渐加重的婴儿。	☐	☐

答案：

33. 否　34. 否　35. 是　36. 否　37. 否　38. 是　39. 是　40. 否　41. 否

重点提示：

◆ 生物反馈治疗中常用的有压力反馈、肌电反馈和排便造影生物反馈法，前两种方法较常用，尤以肌电反馈法应用最多。

◆ 凡痉挛肠段长、便秘严重者必须进行根治手术。

◆ 对用力排便时出现括约肌矛盾性收缩者，可采取生物反馈治疗，使排便时腹肌、盆底肌群活动协调；而对便意阈值异常的患者，应重视对排便反射的重建和调整对便意感知的训练。

◆ 结肠或直肠的器质性病变引起的便秘，如增生型肠结核、结肠癌、直肠癌、先天性巨结肠等均需手术治疗。

◆ 结肠造口术常用于对非手术疗法观察一段时间无效，而且症状逐渐加重的婴儿。根治术适用于6个月以上的婴儿及低位节段性痉挛性巨结肠的治疗。

（二）药物治疗

	是	否
1. 治疗便秘需要长期使用泻药。	☐	☐
2. 为了减少便秘的发生，选用钙剂时应选用致便秘作用较小的钙剂，同时多吃些水果、蔬菜等含纤维素丰富的食物，并多饮水。	☐	☐
3. 大黄、番泻叶、酚酞、蓖麻油属于盐性泻药。	☐	☐
4. 硫酸镁属于刺激性泻药。	☐	☐
5. 用麸皮、魔芋粉、琼脂做的充肠剂属于渗透性泻药。	☐	☐
6. 甘露醇属于膨胀性泻药。	☐	☐
7. 石蜡油属于润滑性泻药。	☐	☐
8. 便秘患者治疗神经功能紊乱，可选用地西泮，每日 5～10 毫克，或氯氮䓬，每日大于 40 毫克。	☐	☐
9. 便秘伴腹痛者，可单独使用阿托品或地西泮治疗。	☐	☐
10. 刺激性泻药适用于排便动力不足的便秘患者使用。	☐	☐
11. 通泰胶囊、甲基纤维素属于渗透性泻药。	☐	☐
12. 润滑性泻药具有吸水性，服药后使肠腔内渗透压增高，从而使肠腔容量增加、体积增大，刺激肠蠕动。	☐	☐
13. 肾功能不全的便秘患者可以使用镁剂。	☐	☐
14. 服用润滑性泻药时宜多饮水。	☐	☐
15. 盐性泻药首先适用于急性中毒者。	☐	☐
16. 肠梗阻者也可使用盐性泻药。	☐	☐
17. 孕妇宜用乳果糖、山梨醇、盐水等渗透性泻药。	☐	☐
18. 粪便软化剂、膨胀剂也较广泛地用于孕妇，一般无不良反应。	☐	☐

答案:

1. 否　2. 是　3. 否　4. 否　5. 否　6. 否　7. 是　8. 否　9. 否
10. 是　11. 否　12. 否　13. 否　14. 否　15. 是　16. 否　17. 是　18. 是

重点提示:

◆ 治疗便秘不可久用泻药。各种类型便秘往往不是单一出现,多夹杂各种症状,必须加以辨证治疗,方为正确。泻药可以通便,但只能短时间使用,不可久用;久用则刺激肠壁,神经感受细胞应激性下降,致使以后肠道内有足够的粪便也不产生正常肠蠕动的排便反射,从而形成对泻药的依赖性,也有一再用泻药也起不了作用的情况发生。

◆ 泻药一般分为刺激性泻药(如大黄、番泻叶、酚酞、蓖麻油),盐性泻药(如硫酸镁),渗透性泻药(如甘露醇),膨胀性泻药(如用麸皮、魔芋粉、琼脂做的充肠剂),润滑性泻药(如石蜡油)。

◆ 便秘患者治疗神经功能紊乱,可选用地西泮,每日 2.5~5 毫克;氯氮革,每日小于 40 毫克。

◆ 便秘伴腹痛者,可用阿托品(每次 0.6 毫克)及地西泮配合泻药使用。

◆ 食物性纤维素是植物性食物中未被消化的纤维素、半纤维素、果胶及其他多糖类物质,属于容积性泻药。其可吸收水分,膨胀成润滑性凝胶,使肠内容物易于通过;同时使肠内容物体积增大,促进肠蠕动而排便。常见的食物性纤维素有通泰胶囊、甲基纤维素。

◆ 渗透性泻药包括盐类(如各种镁盐、硫酸盐和磷酸盐等)、双糖类(如乳果糖)、甘露醇、甘油和山梨醇等。这类泻药具有吸水性,服药后使肠腔内渗透压增高,从而使肠腔容量增加、体积增大,刺激肠蠕动。肾功能不全者不宜用镁剂。服用此类泻药时宜多饮水。

◆ 盐性泻药首先适用于急性中毒者。因为盐性泻药能在短时间内引起水样腹泻,使中毒者可以立即将胃肠道内的毒素排出,减少或防止毒素被人体吸收。对有肠梗阻者不可用盐性泻药,由于在服药几小时内会发生水样腹泻,因此容易引起水、电解质紊乱,出现全身无力、疲倦等症状,故不宜用于慢性便秘者。

◆ 孕妇用泻药治疗便秘要特别小心,因为持续使用泻药或选择泻药种类不当,均可导致流产。不能用蓖麻油、番泻叶等刺激性泻药,此类泻药可引起腹部绞痛,前者还可引起子宫收缩。宜用乳果糖、山梨醇、盐水等渗透性泻药,因这类泻药可增加渗透压,能使肠腔内水分聚集增多,促使肠道扩张、蠕动而排便。粪便软化剂、膨胀剂也较广泛用于孕妇,一般无不良反应。

	是	否
19. 渗透性泻药适用于粪便特别干燥或老年体弱、排便动力减弱者。	☐	☐
20. 多库酯钠属于润滑性泻药。	☐	☐
21. 容积性泻药最好是在晚上或睡前服用。	☐	☐
22. 硫酸镁以睡前服用为佳，液状石蜡以清晨空腹服用为宜。	☐	☐
23. 内痔合并便秘的患者，可使用复方角菜酸酯栓剂进行治疗。	☐	☐
24. 舒泰清（聚乙二醇电解质散剂）适用于功能性便秘的治疗。	☐	☐
25. 新络纳（枸橼酸莫沙必利分散片）易引起腹痛或腹泻，水、电解质紊乱及钙、铁等矿物质吸收障碍，会引起耐药和药物依赖性。	☐	☐
26. 新络纳为消化道促动力药，主要用于功能性消化不良、慢性便秘、慢性胃炎伴有烧心、嗳气、恶心等消化道症状者。	☐	☐
27. 拉韦（乳果糖口服溶液）适用于慢性功能性便秘的治疗。	☐	☐
28. 思连康片（双歧杆菌四联活菌片）适用于治疗肠道菌群失调引起的慢性腹泻及慢性功能性便秘。	☐	☐
29. 金双歧（双歧杆菌乳杆菌三联活菌片）适用于治疗肠道菌群失调引起的习惯性便秘、溃疡性结肠炎、儿童消化不良等。	☐	☐
30. 经常服用牛黄解毒片缓解便秘对身体无害。	☐	☐
31. 内括约肌肌内注射肉毒杆菌毒素可以产生永久性对内括约肌的损伤作用。	☐	☐
32. 内括约肌肌内注射肉毒杆菌毒素可以替代括约肌部分切除术。	☐	☐
33. 口服秋水仙碱是一种安全、有效的治疗便秘的药物。	☐	☐
34. 匹维溴铵可以促进胃排空，缩短便秘患者肠道传输时间。	☐	☐
35. 对那些直肠排空延迟的患者，小麦草的效果明显。	☐	☐
36. 大肠杆菌制剂是治疗慢性原发性便秘十分有效的方法，而且几乎无任何不良反应。	☐	☐

答案：

重点提示：

◆ 润滑性泻药口服或灌肠后，可包于粪块外，使之易于通过肠道，可减少肠道水分的吸收，能促进结肠蠕动，具有温和的通便作用。其适用于粪便特别干燥或老年体弱、排便动力减弱者，如甘油、液状石蜡、食用油、蜂蜜等。

◆ 粪便松软药属于表面活性剂，主要使水分、脂质混入粪中使粪便软化、易于排出，如多库酯钠。

◆ 由于各种不同类型的泻药服药后致泻所需的时间有明显的差异，因此其服药的最佳时间也各不相同。如容积性泻药大多为峻泻药类，其服用后致泻时间很短，几小时、甚至几分钟就能致泻，因此这类药物最好是在上午或清晨服用，避免晚上或睡前服用。在夜间致泻，既影响睡眠，又不方便，而且若服药时间在刚用餐后，食物在消化道内还没充分消化、吸收即被泻出。因此，峻泻药应在空腹时服用为佳。相反，缓泻药由于服用后致泻所需时间长（7~9小时），所以服药时间以睡前为佳，这样第二天清晨起床后即泻。所以硫酸镁以清晨空腹服用为佳；液状石蜡以睡前服为宜。

◆ 传统的泻药易引起腹痛或腹泻，水、电解质紊乱及钙、铁等矿物质吸收障碍，会引起耐药和药物依赖性。而新络纳（枸橼酸莫沙必利分散片）能够全程调节胃肠功能、促进肠蠕动，使干结的粪便充分吸收水分和脂肪滴的同时更易于排出，不仅缓解胃肠功能紊乱所致的便秘，而且不会带来其他通便药物所致的腹胀、恶心、呕吐等不良反应，从根本上解决了长期便秘给患者带来的痛苦。本品为消化道促动力药，主要用于功能性消化不良、慢性便秘、慢性胃炎伴有烧心、嗳气、恶心等消化道症状者。

◆ 思连康片（双歧杆菌四联活菌片）可直接补充人体正常生理细菌，在肠道形成生物屏障，抑制肠道中某些致病菌，促进肠道蠕动，调整肠道菌群平衡，激发机体免疫力，参与维生素的合成，促进营养物质的消化和吸收。其可用于习惯性便秘、肠道菌群失调、溃疡性结肠炎、儿童消化不良等疾病的治疗。

◆ 金双歧可用于治疗肠道菌群失调引起的腹泻、慢性腹泻、抗生素治疗无效的腹泻及便秘。

◆ 经常服用牛黄解毒片会导致慢性砷中毒，产生依赖性，引发癌前病变，使白细胞减少，引起腹泻等不良后果。

◆ 肉毒杆菌毒素可以安全、选择性、可逆及不同程度地削弱自主性肌肉和括约肌的功能。内括约肌肌内注射肉毒杆菌毒素可以产生同肛肌切除术同样的效果，而不产生永久性对内括约肌的损伤作用。经临床观察，此方法可以替代括约肌部分切除术，并可根据疗效情况进行重复注射，同时要避免发生大便失禁。

◆ 对因结肠传输减慢造成的便秘，经小麦草治疗，口肛传输时间可以恢复正常，但对那些直肠排空延迟患者效果不明显。

（三）中医治疗

	是	否
1. 便秘患者可以重刮大椎、大杼、膏肓、神阙、大肠俞、天枢、上巨虚、支沟经穴部位。	□	□
2. 便秘患者热结者，需要加气海至关元经穴部位轻刮。	□	□
3. 便秘患者气血亏虚者，需要加脾俞经穴部位轻刮。	□	□
4. 便秘患者下元虚弱者，需要加曲池、合谷经穴部位轻刮。	□	□
5. 粪便嵌塞通常使用灌肠、口服泻药以及开塞露挤肛等方法治疗。	□	□
6. 中医有多种治疗手段，如针灸疗法、耳针疗法、推拿按摩疗法、气功、太极拳疗法等，这些疗法既能调整全身功能状态，又能调节胃肠功能，简便有效。	□	□
7. 中医治病的显著特点是根据"药食同源"的原则，特别是各种"药粥"，可起到防、治两用的效果。	□	□
8. 治疗便秘的常用中成药中，一清胶囊、牛黄上清丸、清胃黄连丸、栀子金花丸、连翘败毒丸、调中四消丸、开胸顺气丸、便乃通茶等为润肠泻火通便药。	□	□
9. 治疗便秘的常用中成药中，麻子仁丸、麻仁滋脾丸、麻仁润肠丸、麻仁软胶囊为清热泻火通便药。	□	□
10. 治疗便秘常用的代表方剂有寒下剂、温下剂、润下剂、滋补通便剂及攻补兼施剂等。	□	□
11. 治疗便秘常用的代表方剂中，大承气汤、小承气汤、调胃承气汤属于温下剂。	□	□
12. 治疗便秘常用的代表方剂中，大黄附子汤属于寒下剂。	□	□
13. 滋补通便剂适用于津液亏损、肠燥便秘。	□	□
14. 麻子仁丸（脾约丸、脾约麻仁丸）、麻仁软胶囊、五仁丸（五仁润肠丸）、润肠丸属于滋补通便剂。	□	□
15. 增液承气汤属于攻补兼施剂。	□	□

答案：

1. 是　2. 否　3. 是　4. 否　5. 否　6. 是　7. 是　8. 否　9. 否
10. 是　11. 否　12. 否　13. 否　14. 否　15. 是

重点提示：

◆ 刮痧可以治疗便秘。便秘患者可以重刮大椎、大杼、膏肓、神阙、大肠俞、天枢、上巨虚、支沟经穴部位；热结者，加刮曲池、合谷经穴部位；气滞者，加刮中脘、行间经穴部位；气血亏虚者，加脾俞经穴部位轻刮；下元虚弱者，加气海至关元经穴部位轻刮。每经穴部位刮3~5分钟。

◆ 治疗粪便嵌塞时，通常使用灌肠、口服泻药以及开塞露挤肛等方法，往往无效。可采用手法挤压肛周，女性可用手指压迫阴道后壁以助排便。临床常用的方法是将示指（戴手套）插入肛门内，将干粪团分割成小块，抠出或加用开塞露刺激排出，无效时应在局部麻醉下将粪团挖出。

◆ 治疗便秘的常用中成药主要有麻子仁丸、麻仁滋脾丸、麻仁润肠丸、麻仁软胶囊、一清胶囊、牛黄上清丸、清胃黄连丸、栀子金花丸、连翘败毒丸、调中四消丸、开胸顺气丸、便乃通茶等，前四种药为润肠泻火通便药，后几种药为清热泻火通便药，可根据病情选用。

◆ 治疗便秘常用的代表方剂有寒下剂、温下剂、润下剂、滋补通便剂及攻补兼施剂等。①寒下剂：以苦寒泻下通便中药为主组成，适用于实热便秘，如大承气汤、小承气汤、调胃承气汤。②温下剂：以温热性中药与泻下药配伍而成，适用于体质虚寒，因寒成结的寒实便秘，如大黄附子汤。③润下剂：以富含油脂的果仁、种仁等为主组成，适用于津液亏损、肠燥便秘，如麻子仁丸（脾约丸、脾约麻仁丸）、麻仁软胶囊、五仁丸（五仁润肠丸）、润肠丸。④攻补兼施剂：以滋补扶正中药与泻下药配伍而成，适用于正虚大便秘结者，如增液承气汤。⑤滋补通便剂：运用补气、补血、补阴、补阳中药为主，配伍滋燥润肠中药而成，适用于治疗气虚便秘、血虚便秘、阴虚便秘及阳虚便秘等。

	是	否
16. 气虚便秘可选用四物汤加松子仁、火麻仁、肉苁蓉等治疗。	☐	☐
17. 血虚便秘选用补中益气汤加火麻仁、松子仁等治疗。	☐	☐
18. 阴虚便秘选用半硫丸或八味地黄丸加减治疗。	☐	☐
19. 阳虚便秘选用增液汤或六味地黄汤加增液汤等治疗。	☐	☐
20. 推拿疗法一般适用于慢性便秘的治疗。	☐	☐
21. 推拿疗法治疗便秘主要选取手阳明大肠经和足阳明胃经，常选取的穴位是天枢、支沟、大肠俞、上巨虚、大横穴等。	☐	☐
22. 穴位埋线疗法是治疗便秘常用的一种中医外治方法。	☐	☐
23. 补中益气、升举下陷法，被视为治疗胃下垂引起的便秘的根本大法。	☐	☐
24. 对糖尿病患者发生便秘的治疗必须以去燥为主。	☐	☐
25.《中医内科常见病诊疗指南》提出，脐疗法可以治疗便秘。	☐	☐
26. 功能性便秘患者需要吃药进行治疗。	☐	☐
27. 经期便秘不能吃泻药。	☐	☐

答案：

16. 否　17. 否　18. 否　19. 否　20. 是　21. 是　22. 是　23. 是
24. 否　25. 是　26. 否　27. 是

重点提示：

◆ 气虚便秘选用补中益气汤加火麻仁、松子仁等，可益气、润肠、通便；血虚便秘选用四物汤加松子仁、火麻仁、肉苁蓉等，可补血、润肠、通便；阴虚便秘选用增液汤或六味地黄汤加增液汤等，可滋阴、润肠、通便；阳虚便秘选用半硫丸或八味地黄丸加减，可温阳、润肠而通便。

◆ 穴位埋线疗法是治疗便秘常用的一种中医外治方法，是将不同型号的羊肠线根据需要埋入不同的穴位，通过羊肠线对穴位的持续弱刺激作用（相当于持续留针），达到治疗疾病的目的。其机制是通过羊肠线的物理性刺激和生物性刺激而起到治疗作用。穴位埋线法治疗便秘安全、无痛苦，是一种简便易行、融多种疗法及多种效应于一体的复合性治疗方法。

◆ 中医认为胃下垂引起便秘的主要原因是中气不足、中气下陷，属于"气虚便秘"证。因此，补中益气、升举下陷法，被视为治疗本病症的根本大法。

◆ 糖尿病患者发生便秘的主要原因，中医认为是燥热内盛、阴津亏耗、肠燥不润。而肠燥为标、阴虚为本，对其治疗必须以滋阴为主。

◆《中医内科常见病诊疗指南》提出的脐疗方法为取葱白适量，用醋炒葱白至极热，布包熨脐部，凉后再炒再熨，可温散寒结、温运通便，主治阴寒积滞及阳虚便秘。

◆ 器质性便秘首先需要解决器质性问题，否则治标不能治本。功能性便秘是最常见的便秘，一般无需用药，多喝水、改变饮食习惯便可。

◆ 在经期阶段，服用泻下、通便药，虽然有时能解便秘的"燃眉之急"，但它会带来或加重腹胀、腹痛、腰痛等问题。经血是子宫内膜剥落后，借子宫收缩将其排出后形成的。通便药大多性味寒凉，经期服用后会导致气血凝滞不畅、子宫收缩无力，经血较难排出，于是形成血块，子宫为将血块排出，只得加大收缩的力度，引起痛经，所谓"不通则痛"。

（四）特殊类型便秘的防治

	是	否
1. 治疗结肠慢传输型便秘可以使用刺激性泻药。	□	□
2. 针灸疗法治疗结肠慢传输型便秘时，主穴取气海、支沟、血海、腹结（左）、大肠俞和中脘穴，配穴取天枢、大横、上巨虚、照海穴。	□	□
3. 大肠水疗是指用专用的水疗仪经肛门向结肠内注入净化处理过的温水，对整个结肠进行清洁灌洗而帮助粪便排出，并可向结肠内灌注药物达到治疗便秘的目的。	□	□
4. 生物反馈疗法具有相对非侵入性、易忍受、费用低、可在门诊治疗等优点。	□	□
5. 结肠慢传输型便秘的手术方法中，结肠全切除术、回直肠吻合术手术彻底、复发率低，已成为治疗慢传输型便秘的经典手术。	□	□
6. 结肠慢传输型便秘的手术方法中，结肠次全切除术患者术后恢复快、手术后瘢痕小，在条件允许的情况下值得推广。	□	□
7. 涤纶补片直肠前突修补术是治疗直肠内套叠的手术方法。	□	□
8. 黏膜急性炎症、糜烂及肠炎、腹泻等患者可以使用直肠黏膜套扎术。	□	□
9. 直肠黏膜套扎术适用于直肠远端黏膜内脱垂、直肠远端内套叠、中段直肠内套叠。	□	□
10. 直肠黏膜纵行折叠、注射术适用直肠远端或中段黏膜内脱垂。	□	□
11. 直肠黏膜纵行折叠、注射术的特点是操作简单、创伤小、术后恢复快、效果较好，且并发症少。	□	□
12. 吻合器直肠黏膜环切钉合术适用于严重的高位直肠内套叠的患者。	□	□
13. 改良 Delorme 手术适于直肠内脱垂、肠套叠深度达 10 厘米以下者。	□	□
14. 直肠固定术适用于低位脱垂的重症患者。	□	□
15. 耻骨直肠肌综合征患者若出现便秘，多采用耻骨直肠肌部分切断的方法。	□	□

答案：

　1. 否　　2. 否　　3. 是　　4. 是　　5. 是　　6. 否　　7. 否　　8. 否　　9. 否
10. 否　 11. 是　 12. 否　 13. 否　 14. 否　 15. 是

重点提示：

◆ 结肠慢传输型便秘的治疗原则是先非手术治疗，无效者考虑手术治疗，一定要同时行出口梗阻型便秘的治疗，兼顾心理治疗。非手术治疗只适于早期预防性治疗，对伴有出口梗阻者同时治疗。禁用刺激性泻药，改用容积性泻药，或渗透性泻药如麻仁软胶囊、福松颗粒剂等。

◆ 针灸疗法治疗结肠慢传输型便秘时，一般以取大肠俞、募穴及下合穴为主，实则泻之，虚则补之，寒则灸之。主穴：天枢、大横、气海、腹结（左）、大肠俞和中髎，配穴：支沟、上巨虚、照海。

◆ 结肠慢传输型便秘的手术方法包括：①全结肠切除术。②次全结肠切除术。③结肠部分切除术。④结肠旷置术。⑤腹腔镜下行结肠次全切除术。其中，结肠全切除术、回直肠吻合术手术彻底、复发率低，已成为治疗慢传输型便秘的经典手术。腹腔镜下行结肠次全切除术患者术后恢复快、手术后瘢痕小，在条件允许的情况下值得推广。微创手术方法是目前治疗研究的方向。

◆ 直肠前突如需手术治疗，常用的手术方式有：①经直肠闭式修补术（Block 手术）。②直肠黏膜切除绕钳缝合修补术。③直肠黏膜切开修补术。④经阴道切开直肠前突修补术。⑤吻合器直肠黏膜环切钉合术（PPH 术）。⑥涤纶补片直肠前突修补术。

◆ 直肠黏膜套扎术适用于直肠远端或中段黏膜内脱垂。黏膜急性炎症、糜烂及肠炎、腹泻等禁忌行此术。

◆ 直肠黏膜纵行折叠、注射术适用于直肠远端黏膜内脱垂、直肠远端内套叠、中段直肠内套叠，特点是操作简单、创伤小、术后恢复快、效果较好、并发症少。

◆ 吻合器直肠黏膜环切钉合术（PPH 术）适用于直肠远端内套叠，即直肠黏膜内脱垂。这种方法治疗彻底，效果最为理想，适用于低位脱垂的重症患者。但手术操作较复杂，技术要求也较高。

◆ 改良经会阴直肠黏膜切除肌层折叠术（Delorme 手术）适于直肠内脱垂、肠套叠深度达 8 厘米以上者。

◆ 直肠固定术需切开腹壁，在腹腔内将直肠上提、固定在骶骨前面，适用于严重的高位直肠内套叠患者。

◆ 耻骨直肠肌综合征患者若出现便秘，肌肉多已有纤维性病变，失去了原有的弹性，非手术治疗常常无效，须行手术治疗。多采用耻骨直肠肌部分切断的方法，有助于解除肛管狭窄，从而缓解排便困难，其疗效较好。

	是	否
16. 老年人每天晨起、早饭后或睡前按时解大便，到了固定的时间点不管有无便意都要按时去厕所，只要长期坚持，便会养成按时排便的习惯。	☐	☐
17. 为了预防老年人便秘，老年人平时要多吃含纤维素的蔬菜，如韭菜、芹菜、菠菜等，吃新鲜水果，并鼓励适量喝水或饮用蜂蜜水。	☐	☐
18. 婴儿出生后 4 小时左右排出胎粪，最迟不应超过生后 24 小时。	☐	☐
19. 婴儿超过 48 小时出现持续性便秘并伴有腹胀、呕吐等其他胃肠道症状，往往与先天性肠道畸形有关。	☐	☐
20. 哺乳期儿童饮水量要尽量少，可适当在牛奶中加少量蜂蜜。	☐	☐
21. 有出口梗阻型便秘直肠前突的患者，需采用修补阴道后壁或直肠前壁的方法解决。	☐	☐
22. 习惯性便秘的患者可通过揉腹和腹部按摩治疗便秘，一般选择饭后或空腹的情况下进行。	☐	☐
23. 慢性便秘患者需要接受综合治疗，恢复排便生理。	☐	☐
24. 良性结肠狭窄、直肠狭窄引起的便秘，经一般扩张器扩张或手指扩张无效、呈进行性发展和加重的便秘，需考虑手术治疗。	☐	☐
25. 慢性便秘如果经药物治疗无效时，不可以再施手术治疗。	☐	☐
26. 先天性肛门直肠狭窄引起的便秘，重者需要行手术治疗，手术时尽可能选在梗阻发生之后。	☐	☐
27. 治疗结肠慢传输型便秘时，可用膨松剂（如麦麸）或渗透剂（如乳果糖）之类的药物，除此之外，还需要结合灌肠治疗。	☐	☐
28. 治疗出口梗阻型便秘时，可用膨松剂和渗透剂，除此外，还可加用胃肠道促动力药，如莫沙必利等。	☐	☐
29. 治疗出口梗阻型便秘时，需要医生给予排便方式的指导，必要时还要进行生物反馈治疗。	☐	☐
30. 老年便秘者忌长期服用液状石蜡。	☐	☐

答案：

16. 是 17. 是 18. 否 19. 是 20. 否 21. 是 22. 否 23. 是
24. 是 25. 否 26. 否 27. 否 28. 否 29. 是 30. 是

重点提示：

◆ 一般来说，婴儿出生后4小时左右排出胎粪，最迟不应超过生后48小时。如超过此期限出现持续性便秘并伴有腹胀、呕吐等其他胃肠道症状，往往与先天性肠道畸形有关。

◆ 哺乳期儿童饮水量要充分，在牛奶中加用蜂蜜。婴儿期可将蔬菜、水果制成泥状，应鼓励儿童多食这类食物。

◆ 习惯性便秘患者可通过揉腹和腹部按摩治疗便秘，揉腹和腹部按摩可随时进行，但一般选择晚上入睡前或晨起时，揉腹前应排空小便，不宜在过饱或过于饥饿的情况下进行。

◆ 慢性便秘如果经药物治疗无效时，可以再施手术治疗。关于便秘的治疗，目前的原则是先药物后手术，因为便秘病因十分复杂，往往是由多种疾病引起的便秘，如果通过手术只治疗一种疾病，那么它的疗效也不十分确切。有些术后的远期疗效正在观察中。所以，手术适应证的选择十分严格。

◆ 先天性肛门直肠狭窄是胚胎发育异常致使排便不畅。应根据狭窄的程度和类型选择适当的治疗方法。轻者采用反复持久的肛门扩张术，多数能恢复正常的排便功能。重者则需行手术治疗，手术时尽可能选在梗阻发生之前。

◆ 治疗结肠慢传输型便秘时，可用膨松剂（如麦麸）或渗透剂（如乳果糖）之类的药物，以增加粪便的含水量、增加其软度和体积、刺激结肠蠕动，同时也能增加对直肠黏膜的刺激。除此之外，还可加用胃肠道促动力药，如莫沙必利等。

◆ 治疗出口梗阻型便秘时，也可以用膨松剂和渗透剂。由于是出口梗阻，关键是要使粪便变软、便于排出。有时粪便团块较硬、较大，还需要结合灌肠治疗。因为长期极度费力排便，导致肛门括约肌肥厚，在用力排便时，括约肌反而出现了矛盾性收缩。因此，治疗上尤其需要医生给予排便方式的指导，必要时还要进行生物反馈治疗。

◆ 老年便秘者忌长期服用液状石蜡。液状石蜡长期服用会影响脂溶性维生素的吸收、刺激胃肠道肉芽组织增生。

七、便秘的预防

	是	否
1. 对一些老年和体质虚弱的患者，提肛锻炼不仅可以防治脱肛、内痔、肛周疾病和排便障碍综合征等，而且也是一种较好的保健方法。	□	□
2. 提肛动作是由肛提肌、肛门括约肌、盆底肌群共同协作完成的。	□	□
3. 正确的提肛方法是：凝神、用力收缩肛门，持续一两秒钟后放松，有节律地交替进行，连续 5~10 分钟，每日早晚各 1 次，长期坚持。	□	□
4. 奇异果等含有食物纤维的水果对于改善患有便秘的人群内肠道状况具有潜在的健康效应。	□	□
5. 加强产褥期的恢复性锻炼、注意产后的饮食结构，是预防产后便秘的重要措施。	□	□
6. 为了预防老年人便秘，老年人应禁忌过食辛辣燥热的食物。	□	□
7. 每天早晨起床后饮用一杯温白开水或加入少量食盐的有淡咸味的白开水，每天需饮水 500~1000 毫升，以利于排便。	□	□
8. 韭菜、芹菜、菠菜、香蕉、苹果、梨等有润肺通便的作用。	□	□
9. 大枣、芝麻和核桃等也有润肺通便的作用。	□	□
10. 平时多吃细粮是预防便秘的有效方法。	□	□
11. 牛蒡、胡萝卜、四季豆、红豆、豌豆、薯类和裙带菜中食物纤维较多。	□	□
12. 产后妇女应尽量延后做腹肌收缩运动。	□	□
13. 习惯性便秘要强调预防为主。	□	□
14. 习惯性便秘患者需要每天早饭后吃一个苹果，或每餐后吃 1~3 根香蕉。	□	□
15. 食物过于精细而拒绝进食纤维素食物或摄入量不足都是诱发老年人便秘的危险因素。	□	□
16. 为了预防小儿便秘，喂牛奶的婴儿可适当多加一些糖，还可加些米汤，饮水可加橘子汁、菜汤等。	□	□

答案：

1. 是　　2. 是　　3. 是　　4. 是　　5. 是　　6. 是　　7. 否　　8. 是　　9. 是

10. 否　　11. 是　　12. 否　　13. 是　　14. 否　　15. 是　　16. 是

重点提示：

◆ 为了预防老年人便秘，老年人应禁忌过食辛辣燥热的食物，如辣椒、胡椒等，因为这些饮食成分易耗伤阴津水分，诱发便秘。

◆ 每天早晨起床后饮用一杯温白开水或加入少量食盐的有淡咸味的白开水，每天需饮水 2000~2500 毫升，可以增加消化道水分，有利于排便。

◆ 平时多吃粗粮、杂粮，如玉米、小米、大麦、小麦皮（米糠）和麦粉等粗粮是预防便秘的有效方法。由于粗粮中膳食纤维含量较多，膳食纤维吸水性强，可使肠道中的食物增大、变软，刺激肠道蠕动，有利于粪便排出，防止便秘；此外，根菜类和海藻类中食物纤维较多，如牛蒡、胡萝卜、四季豆、红豆、豌豆、薯类和裙带菜等。

◆ 为了预防便秘的发生，能活动的人应尽量做一些运动，比如散步、跑步、打太极拳、练气功等。不能活动的患者，如瘫痪患者，可试做腹肌收缩和提肛运动，产后妇女也可尽早做腹肌收缩运动。

◆ 习惯性便秘是后天养成的不良习惯造成的，而且一旦养成又很不容易改变，所以要强调预防为主。每天要吃一定量的蔬菜与水果，早晚空腹吃一个苹果，或每餐前吃 1~3 根香蕉。

◆ 喂牛奶的婴儿，可适当多加一些糖，还可加些米汤，饮水可加橘子汁、菜汤等，以防大便过于干硬而造成便秘。

	是	否
17. 为了预防青少年便秘，青少年应多进食高脂肪、高蛋白质的食物。	☐	☐
18. 预防便秘，对妊娠后期妇女是不可忽视的。	☐	☐
19. 为了预防妊娠后期便秘，妊娠妇女应多食新鲜瓜果和蔬菜等含纤维素较多的食物，多吃些黑芝麻、核桃仁等食物润肠通便，不宜吃过多的辛辣厚味之品。	☐	☐
20. 妊娠后期妇女忌用刺激性泻药，易引起早产。	☐	☐
21. 驾驶员预防便秘最重要的是适当运动。	☐	☐
22. 苹果具有清洁肠道的功效。	☐	☐
23. 屈腿运动是专门锻炼腹肌的运动项目。	☐	☐
24. 跳绳可以起到预防便秘的功效。	☐	☐
25. 跑步是防治便秘的有效体育疗法。	☐	☐
26. 经常揉腹部可以防治便秘。	☐	☐
27. 揉腹法对冠心病、高血压病、肺源性心脏病、糖尿病等患者，不仅可作为辅助疗法，而且能防治其便秘。	☐	☐
28. 揉腹按摩对卒中患者可以起到促进胃肠运动、通腑排便的效果。	☐	☐
29. 提肛运动是预防和治疗肛门疾病，以及促进肛门手术后患者伤口和肛门功能恢复的一种较好的方法。	☐	☐
30. 吃茶叶能预防便秘。	☐	☐
31. 便秘的人宜喝普洱、红茶等。	☐	☐
32. 香蕉最适宜于患有高血压的便秘患者食用。	☐	☐
33. 草莓可以润燥生津、调理肠胃，起到降血脂、改善便秘等功效。	☐	☐
34. 对急性心肌梗死患者给予通便药物，如麻仁软胶囊，每日 1 丸，每日 1~2 次口服，可预防心肌梗死患者发生便秘。	☐	☐
35. 对于长期从事静坐少动性工作的人，经常练太极拳可以预防便秘发生。	☐	☐

答案：

17. 否 18. 是 19. 是 20. 是 21. 否 22. 是 23. 否 24. 是 25. 是
26. 是 27. 是 28. 是 29. 是 30. 是 31. 否 32. 是 33. 是 34. 是
35. 是

重点提示：

◆ 由于高蛋白质、高脂肪食物可使粪便排泄缓慢，而蔬菜瓜果等则能软化粪便、增加排便频率，故青少年除摄入生长发育必备的蛋白质、脂肪外，应尽量少进食高脂肪、高蛋白质、煎炸的食物，多喝水，多摄取蔬菜、瓜果等绿色食品，做到少食多餐，每餐一般大约为成人的1/3或1/4的量。

◆ 女性在妊娠期，尤其是后期，由于胎儿增大可压迫使肛门直肠部的血液回流受到影响，容易引起大便秘结，给孕妇带来很大痛苦。因此，预防便秘对妊娠后期妇女是不可忽视的。驾驶员要治疗便秘，改变生活和饮食习惯非常重要。首先，最重要的是补充水分。

◆ 苹果中含有一种叫"果胶"的成分，它有很强的吸水能力，能吸收相当于纤维本身重量30倍的水分，同时还能增加肠内的乳酸菌，因此能够清洁肠道。

◆ 跳绳运动是一种全身运动，腹部肌肉配合提腿跳动，腹内脏器跟随腿不断地跳动而"振荡运动"，促使腹肌、胃肠平滑肌、盆腔肌肉、提肛肌和括约肌等普遍得到锻炼和运动，并促进胃肠蠕动。同时，跳绳时呼吸加快、加深，使胸、背、膈肌都参加了活动。因此，跳绳对腹肌、膈肌、盆腔肌群等是一种全面锻炼，可保证这些参与排便动作的肌群永葆张力，防止排便动力不足，可预防便秘。

◆ 跑步的节奏性运动使胃肠处于不定向的摆动，加上膈肌和腹肌有节奏的收缩等，对胃肠道形成一种良性的振荡运动和按摩，不仅可锻炼肠道平滑肌使之张力增强，而且促进粪便和肠道内气体排出体外，有益于预防或治疗便秘。

◆ 茶叶中含有大量的纤维素，且色绿清香，嚼起来口爽洁齿、回味悠长。如果能养成饮茶后吃茶叶，或边饮茶水边吃茶叶的习惯，不仅可以饮茶提神，把茶叶中含的多种营养物质更多地摄入体内、消化吸收，而且可补充大量植物纤维素，促进肠蠕动，起到预防便秘的作用。

◆ 便秘的人宜喝绿茶，因为绿茶是凉性，为非发酵茶，有消化和祛火功能，可以适当喝，但不宜喝如普洱、红茶等。

◆ 香蕉滑肠通便、降血压，最适宜于患有高血压的便秘患者，每天早晚各吃1~2根。草莓果肉柔嫩多汁、营养丰富，不仅含丰富的维生素，而且含果胶，能润燥生津、调理肠胃、降血脂、改善便秘等。

	是	否
36. 治疗脑血管病的一个原则是尽量早期活动。	☐	☐
37. 患有糖尿病的便秘患者应多吃粗粮、豆类、瘦肉等富含维生素 B_1 的食物，做到每日三顿粗粮。	☐	☐
38. 患有糖尿病的便秘患者不能吃桃、鸭梨、猕猴桃等水果。	☐	☐
39. 热性体质的人需要吃樱桃、橘子、大枣等水果。	☐	☐
40. 寒性体质的人需要吃西瓜、甜瓜、木瓜、梨、柚子、香蕉、桑椹、荸荠、猕猴桃等水果	☐	☐
41. 中性体质的人最适合吃的水果是菠萝、甘蔗。	☐	☐
42. 蜂蜜具有较好的润肠作用，也是良好的通便药，可用于缓解习惯性便秘以及老年性便秘。	☐	☐
43. 蜂蜜、白萝卜各适量，先将白萝卜洗净切成片，蘸蜂蜜生食，每日数次，最适用于老年人及习惯性便秘者。	☐	☐
44. 蜂蜜、香蕉各适量，将香蕉剥皮以其肉蘸蜂蜜生食，每日数次，最适用于青少年便秘者。	☐	☐
45. 蜂蜜 30 克，食盐 6 克，放入杯中用开水冲匀即成，每日早、晚各 1 次，适于体虚便秘，不宜服用强泻药者，对于习惯性便秘者最宜。	☐	☐
46. 肛门黏膜溃疡、肛裂、肛门有剧烈疼痛者也可以采用咸萝卜条通便法。	☐	☐
47. 空腹喝醋不能预防便秘。	☐	☐
48. 食醋通便，最好选在早晚饭后。	☐	☐
49. 经常上火导致的便秘患者适宜食用山竹、火龙果、芒果等热带水果。	☐	☐
50. 饱餐后可以食用芒果，芒果可以与大蒜等辛辣物共同食用。	☐	☐
51. 山竹适合于体弱、病后的人食用。	☐	☐
52. 吃榴莲上火，吃上几个山竹能够缓解。	☐	☐

答案：

36. 是 37. 否 38. 否 39. 否 40. 否 41. 是 42. 是 43. 否 44. 否
45. 否 46. 否 47. 否 48. 否 49. 是 50. 否 51. 是 52. 是

重点提示：

◆ 治疗脑血管病的一个原则是尽量早期活动，不仅有利于瘫痪肢体功能康复，也有益于预防便秘。

◆ 患有糖尿病的便秘患者应多吃粗粮、豆类、瘦肉等富含维生素 B_1 的食物，做到粗粮每日一顿。糖尿病患者也可适当吃桃、鸭梨、猕猴桃等水果，吃水果时最好洗净带皮吃。

◆ 根据中医理论，人的体质各不相同，吃水果预防便秘也应当有所不同。人的体质分为寒性、热性、中性三种。不同体质的人，应该吃相反特性的水果。热性体质的人要吃寒性水果，如西瓜、甜瓜、木瓜、梨、柚子、香蕉、桑椹、荸荠、猕猴桃等；寒性体质的人要吃热性水果，如樱桃、橘子、大枣等；中性体质的人选择比较多，不过最适合吃的是菠萝、甘蔗等。

◆ 蜂蜜、白萝卜各适量，先将白萝卜洗净、切成片，蘸蜂蜜生食，每日数次，最适用于青少年便秘者；蜂蜜、香蕉各适量，将香蕉剥皮，以其肉蘸蜂蜜生食，每日数次，最适用于老年人及习惯性便秘者；蜂蜜 30 克，食盐 6 克，放入杯中用开水冲匀即成，每日早、晚各 1 次，适于体虚便秘、不宜服用强泻药者，对老年人、孕妇便秘者最宜。

◆ 肛门黏膜溃疡、肛裂、肛门有剧烈疼痛者不宜采用咸萝卜条通便法。

◆ 由于醋的酸性成分与胃里的消化液相似，故而食醋可以起到刺激胃肠道、促进肠道蠕动的作用，而随之增强的排便感，可以避免大便在体内长时间存留、干结，对预防便秘有不错的效果。

◆ 人在饱腹时，由于胃肠道被填满，醋不易刺激到肠胃，故食醋通便最好选在早晚空腹时。食用时，每次不要超过 1 汤匙，但也不能少于半汤匙，1 天最多不能超过 3 次。

◆ 体质偏热的人适宜食用山竹、火龙果、芒果等性质偏凉或平性的热带水果。芒果还有止呕的功效，饱餐后不可食用芒果，不可以与大蒜等辛辣物共同食用。

	是	否
53. 老年便秘患者应该少吃羊肉、狗肉等温性食物。	□	□
54. 患有便秘的老年人在饮食方面还应适当减少具有益气养血、润肠通便作用食物的摄入量。	□	□
55. 纤维素可以预防和治疗便秘。	□	□
56. 芥兰不利于人体消化。	□	□
57. 芥兰能够防治便秘、降低胆固醇、软化血管、预防心脑循环系统疾病。	□	□
58. 久食芥兰能使性欲增强。	□	□
59. 脾胃虚寒者可以多吃茭白。	□	□
60. 肾脏病患者、尿路结石或高尿酸血症患者不宜食用茭白。	□	□
61. 韭菜性温，阴虚火旺、眼疾的患者不宜多吃。	□	□
62. 苋菜能促进胃肠蠕动，具有减肥瘦身、排毒通便的功效。	□	□
63. 阴盛阳虚体质、脾虚便溏或慢性腹泻者可以食用苋菜。	□	□
64. 苋菜忌与甲鱼、龟肉同时食用。	□	□
65. 菠菜对缺铁性贫血具有较好的辅助治疗作用。	□	□
66. 缺钙且患有结石的患者可以多食菠菜。	□	□
67. 酒与胡萝卜同食会造成大量胡萝卜素与酒精一起进入人体，在肝脏产生毒素，损伤肝功能。	□	□
68. 红薯可用于治疗习惯性便秘。	□	□
69. 红薯过量食用会引起腹胀、胃灼热、反酸、腹痛等症状。	□	□
70. 燕麦含有丰富的纤维素，具有润肠通便的作用。	□	□
71. 一次性进食过多燕麦，可能造成胃痉挛或腹部胀气。	□	□

答案：

53. 否　54. 否　55. 是　56. 否　57. 是　58. 否　59. 否　60. 是　61. 是
62. 是　63. 否　64. 是　65. 是　66. 否　67. 是　68. 是　69. 是　70. 是
71. 是

重点提示：

◆ 除了极少数以大便干燥、口臭、面赤、口渴、腹部胀满等实热证为主要表现的老年便秘患者外，其他老年人都应该在日常饮食中适当减少梨、香蕉、黄瓜、冬瓜、橙子、西瓜等寒凉性果蔬的摄入，增加核桃仁、肉苁蓉、羊肉、羊肾、狗肉、韭菜等具有温阳作用的食物的摄入量。

◆ 由于老年人在脾肾阳虚的同时，还存在不同程度的气血不足、津液亏虚，因此患有便秘的老年人在饮食方面还应适当增加山药、玉米、粳米、糯米、红枣、蜂蜜、桑葚、黑芝麻、松子等具有益气养血、润肠通便作用食物的摄入量。同时做到忌烟、酒、浓茶、辣椒、芥末、胡椒等。

◆ 纤维素可形成对肠壁的刺激，产生肠蠕动；同时纤维素是食物被消化、吸收的主要残渣，是形成粪便的主要成分，只有进食一定量的含纤维素食物，才能保证所形成的粪便量达到一定体积，以刺激肠壁产生肠蠕动而排便。另外，纤维素吸收水分膨胀，增加粪便的体积，增强对肠壁刺激，促进肠蠕动，有利于排便。

◆ 芥兰中含有有机碱，能有效刺激人的味觉神经、增进食欲，还能加快胃肠蠕动，有助于消化。芥兰含有丰富的膳食纤维，能促进肠道蠕动、促进肠道内的有毒物质排出，防治便秘，降低胆固醇、软化血管，预防心脑循环系统疾病。但久食芥兰能抑制人体性激素的水平，使人性欲减退。

◆ 茭白性寒凉，有滑泄之力，脾胃虚寒者不宜多吃；茭白草酸含量较高，不宜长期大量食用，肾脏病患者、尿路结石或高尿酸血症患者不宜食用。

◆ 苋菜富含膳食纤维，能促进胃肠蠕动，具有减肥瘦身、排毒通便的功效。苋菜性寒凉，阴盛阳虚体质、脾虚便溏或慢性腹泻者不宜食用；同时，苋菜忌与甲鱼、龟肉同时食用。

◆ 菠菜中含有的胡萝卜素、维生素C、钙、磷、铁、维生素E等营养成分能提供人体多种营养物质，对缺铁性贫血具有较好的辅助治疗作用。菠菜含有较多的草酸，与含钙丰富的食物容易形成草酸钙，不利于人体对钙的吸收，有碍胃肠消化，同时容易形成结石，故缺钙且患有结石的患者不宜多食。

◆ 红薯中含有紫茉莉苷，也可用于治疗习惯性便秘。

	是	否
72. 体虚怕冷、水湿停滞、肠滑腹泻者可以食用花生。	☐	☐
73. 胆囊切除手术后或胆道疾病患者应该多吃花生。	☐	☐
74. 芝麻通便润肠，脾虚下陷、便溏泻泄者不宜食用。	☐	☐
75. 男子阳痿、遗精者忌食芝麻。	☐	☐
76. 丝瓜对于糖尿病患者和肥胖患者来说是一种很好的保健品。	☐	☐
77. 土豆不利于高血压和肾炎水肿患者的康复。	☐	☐
78. 土豆切开后容易氧化变黑，会对身体造成损害。	☐	☐
79. 南瓜适合胃病患者食用。	☐	☐
80. 白菜有防癌、抗癌的作用，尤其对乳腺癌有一定的保护作用。	☐	☐
81. 炒黄豆芽时需要加碱，不可加醋。	☐	☐
82. 小白菜能宽肠通便、防止便秘，帮助机体及时排出代谢毒物，预防肠道疾病的发生。	☐	☐
83. 小白菜能防止皮肤粗糙和色斑形成，延缓皮肤衰老。	☐	☐
84. 高血压患者不能食用茼蒿。	☐	☐
85. 过敏体质的患者可以食用芹菜。	☐	☐
86. 肠滑不固的患者不宜食用芹菜。	☐	☐
87. 莴苣能够治疗各种便秘。	☐	☐
88. 莴苣不可过多食用，否则有引起夜盲症的可能。	☐	☐
89. 莴苣性寒凉，多食易损伤脾胃。	☐	☐
90. 常吃萝卜可以降血脂、软化血管、稳定血压，对心脑循环系统疾病的防治具有一定的作用。	☐	☐

答案：

72. 否　73. 否　74. 是　75. 是　76. 是　77. 否　78. 否　79. 是　80. 是
81. 否　82. 是　83. 是　84. 否　85. 否　86. 是　87. 是　88. 是　89. 是
90. 是

重点提示：

◆花生富含油脂，体虚怕冷、水湿停滞、肠滑腹泻者不宜服食；如果花生霉变，往往含有致癌作用的黄曲霉素，应避免食用；花生中含有较多油脂，胆囊切除手术后或胆道疾病患者不宜多吃花生。

◆丝瓜不仅是一种低热量、低脂、低糖的健康食品，而且还含有钙、镁、钾、磷等微量元素。丝瓜中的果胶具有类胰岛素的作用，具有降糖、消脂的作用。因此，丝瓜对于糖尿病患者和肥胖患者来说是一种很好的保健食品。

◆由于土豆含有较高含量的钾，因此有利于高血压和肾炎水肿患者的康复。但需要注意的是腐烂、霉变或生芽的土豆中含有龙葵毒素，食后容易引起中毒，一律不能食用；土豆切开后容易氧化变黑，属于正常现象，不会对身体造成损害；切好的土豆片和土豆丝不宜在水中泡得太久，否则容易造成水溶性维生素流失。

◆南瓜所含的果胶可以保护胃肠道黏膜免受粗糙食物的刺激，促进溃疡愈合。因此南瓜适合胃病患者食用。另外，南瓜还能促进胆汁分泌、加强胃肠蠕动、帮助食物消化。

◆白菜含有丰富的维生素C和维生素E，对于秋冬季节受干燥空气和寒风侵袭的皮肤还具有一定的保护和修复作用。白菜还能抑制人体对亚硝胺的吸收与合成，有防癌、抗癌的作用，尤其对乳腺癌有一定的保护作用。

◆黄豆芽中含有较多的B族维生素，因此不可加碱，可加少量醋，有助于维生素的吸收。

◆小白菜含有丰富的膳食纤维，能宽肠通便、防止便秘，帮助机体及时排出代谢毒物，预防肠道疾病的发生。小白菜中还含有丰富的维生素和矿物质，能强体健身、增强机体免疫力。小白菜含有胡萝卜素和维生素C，能促进皮肤代谢，防止皮肤粗糙和色斑形成，延缓皮肤衰老。

◆茼蒿含有一种挥发性的精油以及胆碱类物质，具有开胃健脾、降压补脑等作用，对于高血压患者来说是一种很好的食物。

◆ 芹菜中含有少量的香豆素，容易引起皮炎，过敏体质的患者不宜食用；低血压者不宜多吃芹菜；芹菜性凉，脾胃虚寒、肠滑不固的患者不宜食用。

◆ 莴苣含有大量的膳食纤维，能促进肠道蠕动，通利消化，帮助粪便排出，治疗各种便秘。但莴苣不可过多食用，否则有引起夜盲症的可能；莴苣性寒凉，多食易损伤脾胃。

八、便秘的自我调养

	是	否
1. 肠道保健的关键在于日常调理，以平为度，以和为贵。	□	□
2. 含泛酸较多的食物有糙米、豆豉、苹果、柑橘及动物肝脏等。	□	□
3. 晨起饭后 1 杯淡盐水对防治便秘非常有效。	□	□
4. 洋葱、黄豆、萝卜等食物能产生气体，可刺激肠道蠕动。	□	□
5. 治疗便秘就需要完全断绝油脂。	□	□
6. 午餐吃根茎类蔬菜、多吃富含粗纤维的食物、多喝水是便秘患者应遵循的规律。	□	□
7. 便秘患者晚餐最适合吃秋梨粥。	□	□
8. 便秘患者睡前需要喝一杯蜂蜜水。	□	□
9. 痉挛性便秘患者可以适当吃些蔬菜和水果。	□	□
10. 无力性便秘患者应多食用 C 族维生素。	□	□
11. 无力性便秘患者应多食洋葱、萝卜、蒜苗等食物。	□	□
12. 喝多少酸奶都不会胖。	□	□
13. 西梅汁具有快速缓解便秘的特殊功效。	□	□
14. 痔疮患者在秋季做了手术，梨是首选的水果。	□	□
15. 生吃白菜心可以不破坏白菜的营养，且对通便很有效。	□	□
16. 白菜中含有较多粗纤维，还含有维生素 A、B 族维生素、维生素 C 等，白菜中的纤维素可以促进肠道的蠕动，帮助消化，防止大便干燥。	□	□

答案：

1. 是　2. 是　3. 否　4. 是　5. 否　6. 是　7. 是　8. 是　9. 否
10. 否　11. 是　12. 否　13. 是　14. 是　15. 是　16. 是

重点提示：

◆ 治疗便秘要多喝水，使肠腔内保持足够的使大便软化的水分，从而达到治疗大便干燥的目的。晨起空腹1杯淡盐水对防治便秘非常有效。

◆ 为了减肥完全不进食油脂其实是不好的，因为适量的油脂能够帮助通便，同时也能增加饱足感。减肥中的人需要控制的是肉类中含有的动物性脂肪，可以摄取含中性脂肪的橄榄油、植物油或是香油等，避免摄入奶油与猪油等饱和脂肪。

◆ 午餐吃根茎类蔬菜、多吃富含纤维素的食物、多喝水是便秘患者应遵循的规律。有便秘症状的人，午餐可多吃芹菜、萝卜、香蕉等富含纤维素的食物，少摄入咖啡、烧烤物等刺激性强的食物。

◆ 秋冬季节，清淡温暖的食物应是便秘患者的首选，百合莲子粥、胡萝卜粥、秋梨粥都比较适合便秘患者。

◆ 便秘患者在睡前需要喝一杯蜂蜜水。睡前喝一杯蜂蜜水，更多的是依靠蜂蜜的润滑作用，对肠胃进行"疏导"。

◆ 痉挛性便秘患者需要采取无粗纤维、低渣饮食。先食低渣、半流质饮食，禁食蔬菜及水果，后改为低渣软食。

◆ 无力性便秘患者应多食用含B族维生素丰富的食物，可促进消化液分泌，维持和促进肠道蠕动，有利于排便，如粗粮、酵母、豆类及其制品等。无力性便秘患者应多食产气食物，促进肠蠕动加快，有利于排便，如洋葱、萝卜、蒜苗等。

◆ 酸奶并非喝多少都不会胖，它本身也含有一定的热量，如果在原有膳食基础上额外多吃，同样会引起体重增加。最好的办法是选择标有脱脂和低热量字样的酸奶，虽然它们的味道不如全脂酸奶那么浓郁醇厚，可是热量低，不会使热量在体内很快堆积而导致发胖。

◆ 天然西梅汁中含有水溶性的天然果胶纤维和不溶性的植物纤维，这两种纤维的组合可以有效增加肠道的运动能力，增加排便次数。同时西梅汁可以在体内合成木糖醇和山梨糖醇，木糖醇加速胃的排空并减少肠的蠕动时间，山梨糖醇有放松舒缓肠胃的作用，并对肠内菌群产生调节作用，而且帮助软化肠道内的排泄物。因此，西梅汁中这些天然物质的组合使它具有了快速缓解便秘的特殊功效。

◆ 如果痔疮患者在秋季做了手术，梨也是一种首选水果，因为它还可以减轻痔疮术后的淤血扩张。

	是	否
17. 熟食西葫芦比生吃效果更好。	□	□
18. 西葫芦可促进肠道蠕动，有利于粪便排出。	□	□
19. 魔芋是一种低热量、低蛋白质、低维生素、高膳食纤维的食物。	□	□
20. 魔芋有利于排便。	□	□
21. 猕猴桃具有很好地预防结肠癌及动脉硬化的作用。	□	□
22. 每日清晨进餐后 1 小时吃 1~2 个猕猴桃，治疗便秘的效果会比较好。	□	□
23. 便秘患者应多吃酸性水果。	□	□
24. 便秘患者应少吃杨梅、李子等水果。	□	□
25. 溃疡病患者不宜吃酸性水果。	□	□
26. 患有肾炎、糖尿病、冠心病患者应多食苹果。	□	□
27. 糖尿病患者可以多吃葡萄。	□	□
28. 糖尿病患者和易胀气的人可以多吃西瓜。	□	□
29. 产妇和脾虚腹泻者应多吃梨、香蕉。	□	□
30. 苹果具有排除体内有害健康的铅、汞等元素的作用。	□	□
31. 黑木耳所含的发酵产物和植物碱具有促进消化道与泌尿道各种腺体分泌的特性。	□	□
32. 蒸地瓜连皮一起吃，对刺激肠胃蠕动的效果最好。	□	□
33. 吃番石榴时建议削皮食用。	□	□
34. 便秘患者应小口小口地喝水。	□	□

答案：

17. 否　18. 是　19. 是　20. 是　21. 是　22. 否　23. 否　24. 是　25. 是
26. 否　27. 否　28. 否　29. 否　30. 是　31. 是　32. 是　33. 否　34. 否

重点提示：

◆ 西葫芦含有较多的纤维素、半纤维素、木质素和果胶等。这些物质不能被人体消化酶水解，但可促进肠道蠕动，有利于粪便排出。生吃西葫芦比熟食效果更好，也可以用它做菜汤吃。

◆ 从营养的角度看，魔芋是一种低热量、低蛋白质、低维生素、高膳食纤维的食物。其中主要的有效成分是葡甘露聚糖，属可溶性半纤维素，它能吸收水分、增加粪便体积、改善肠道菌相、使肠内细菌酵解产生低级脂肪酸、刺激肠蠕动，这些都有利于排便。

◆ 猕猴桃含有较多的膳食纤维和蛋白质分解酵素，这些物质除了可以快速清除体内堆积的有害代谢产物，预防、治疗便秘以外，还有很好地预防结肠癌及动脉硬化的作用。每日清晨空腹吃1~2个猕猴桃，隔1小时再进餐，治疗便秘的效果会比较好。

◆ 根据自身的身体情况选食水果。便秘的人应少吃酸性水果，以免加重便秘。例如，杨梅、李子等不宜多吃，它们所含的酸性物质不易被氧化分解，而且水果中的酸味会同胃酸一起刺激胃黏膜，溃疡病患者不宜吃酸性水果；此外，苹果富含糖类和钾盐，患有肾炎、糖尿病、冠心病者应少食；葡萄含较多柠檬酸、苹果酸等，糖尿病患者应少食或不食；西瓜是消暑良品，但是糖尿病患者和易胀气的人禁吃西瓜；梨、香蕉性寒，产妇和脾虚腹泻者应不吃。

◆ 黑木耳所含的发酵产物和植物碱，具有促进消化道与泌尿道各种腺体分泌的特性，并协同这些分泌物催化结石、滑润管道，使结石排出。

◆ 若是要通过吃地瓜来增加肠胃蠕动让腰围变小，最好用蒸的方式烹调，把皮用刷子清洗干净，放入电锅中蒸煮，连皮一起吃，纤维素更丰富，刺激肠胃蠕动的效果最好。

◆ 番石榴皮中含有丰富的营养成分，因此建议吃时不需要削皮，若是担心农药残留问题，可以放在温水中约10分钟，再以流动的水冲洗即可。

◆ 便秘是因为粪便在大肠内停留时间过长，其所含水分被大量吸收，使大便变得难以排出。要使排便通畅，就要使肠腔内有充足的能使大便软化的水分。

因此，喝水应该讲究技巧，如果小口小口地喝水，水流速度慢，水很容易在胃里被吸收，产生尿液。可见，便秘的人喝水最好是大口大口地喝（即喝满口），吞咽动作快一些，这样水能够尽快地到达结肠，同时刺激肠蠕动，改善便秘的症状。

	是	否
35. 维生素类，特别是 C 族维生素对便秘的发生具有一定的预防作用。	☐	☐
36. 螺旋藻是仅有的不在大肠形成废物的蛋白质来源。	☐	☐
37. 螺旋藻与维生素 B_6 合并治疗是便秘（或痔）最好的治疗药物。	☐	☐
38. 阿胶能滋阴、补血、润肠，适宜体虚便秘者食用。	☐	☐
39. 柏子仁含有丰富的脂肪油，能润肠通便，适宜肠燥便秘者服食。	☐	☐
40. 核桃适宜大便燥结之人服食。	☐	☐
41. 牛奶可以治疗便秘。	☐	☐
42. 甜杏仁性平、味甘，能润肠通便。	☐	☐
43. 甜杏仁最适宜习惯性便秘者食用。	☐	☐
44. 慢性习惯性便秘患者适宜经常食用无花果。	☐	☐
45. 落葵（市耳菜）适宜凉性便秘者食用。	☐	☐
46. 首乌不能用于治疗便秘。	☐	☐
47. 肉苁蓉尤其适宜血胜便秘者和阴虚便秘者服食。	☐	☐
48. 便秘患者治疗时要按规定的疗程用药，不可随意频繁换药。	☐	☐
49. 便秘患者的家庭成员应经常督促患者按时服药，若有好转可停药。	☐	☐
50. 有胃部胀满、消化不良、食欲不振等症状的产妇应食用阿胶。	☐	☐
51. 大黄配伍麻子仁、杏仁等的麻子仁丸可作为润滑性泻药。	☐	☐

答案：

35. 否	36. 是	37. 是	38. 是	39. 是	40. 是	41. 是	42. 是	43. 否

44. 是　45. 否　46. 否　47. 否　48. 是　49. 否　50. 否　51. 是

重点提示：

◆ 维生素类，特别是 B 族维生素对便秘的发生具有一定的预防作用。因为某些维生素能调节乙酰胆碱水解的速度、维持神经的正常传导，从而维持和加强胃肠的蠕动功能及消化道的分泌功能，从而促进排便。如维生素 B_1 缺乏时，乙酰胆碱水解加速，神经传导受影响，从而造成胃肠蠕动缓慢、消化液分泌减少等消化道功能障碍，影响排便功能，导致便秘。

◆ 根据实际食疗经验，螺旋藻与维生素 B_6 合并治疗是便秘最好的治疗药物，因为其含镁，协助维生素 B_6 的吸收，所含碱性元素（钾、镁等）又可防治肠痉挛性便秘。镁、维生素 B_6、蛋氨酸、丝氨酸合成较多的胆碱，同时其他成分使胆汁正常，防止未消化的脂肪与铁、钙结合成坚硬物质而引起便秘。服用螺旋藻后的初期，多数人会出现大便变稀、次数稍有增加的现象，对治疗便秘颇见疗效。

◆ 牛奶性平、味甘，能补虚润肠，故凡体质虚弱，或病后、产后，或老年便秘者，皆宜食之。

◆ 甜杏仁性平、味甘，能润肠通便，最适宜年老体弱的慢性便秘者食用。

◆ 无花果性平、味甘，有健胃清肠作用，慢性习惯性便秘者宜常食之。

◆ 落葵俗称木耳菜、滑腹菜，性寒，味甘、酸，大便秘结者食之尤宜。因其性大凉，对热性便秘者食之颇宜。

◆ 首乌有何首乌与白首乌之分，两者均适宜便秘者服食。生何首乌有通便作用，白首乌能补虚润肠。

◆ 肉苁蓉有补肾、益精、润燥、滑肠作用，尤其适宜血枯便秘者和阳虚便秘者服食。

◆ 少数便秘患者常依症状服药，即便秘重时多服药、便秘轻时少服药、稍有好转就停药。这样做很容易造成治疗不彻底而使便秘复发，或转为慢性便秘，给治疗带来很多困难。即使患者自我感觉良好，也仍然有复发的可能。要巩固便秘的治疗效果，家庭中的康复治疗就显得尤为重要，便秘患者的家庭成员应经常督促患者按时服药，切不可中途停药。

◆ 由于阿胶滋腻，有碍脾胃消化功能，因此有胃部胀满、消化不良、食欲不振等症状的产妇应慎用阿胶。

	是	否
52. 番泻叶只适合于慢性、习惯性便秘的治疗，不适合于急性便秘的治疗。	☐	☐
53. 有便秘的女性患者可以选择核桃、酸奶、烤紫菜、青梅干等零食。	☐	☐
54. 青梅干中的柠檬酸不仅可以刺激胃的蠕动，还可以刺激肠的蠕动。	☐	☐
55. 山楂、乌梅等水果，便秘患者可以多吃。	☐	☐
56. 便秘患者应多吃巧克力。	☐	☐
57. 用力摩擦手腕外侧可以防治便秘。	☐	☐
58. 吃牛肉、鱼虾能防治便秘。	☐	☐
59. 肉类食物中只有羊肉具有防治便秘的作用。	☐	☐
60. 鱼虾中只有河鱼、河虾有防治便秘的作用，而海鱼、海虾起不到这种作用。	☐	☐

答案：

52. 否　53. 是　54. 是　55. 否　56. 否　57. 是　58. 是　59. 否　60. 否

重点提示：

◆ 番泻叶治标不治本，只适合于急性便秘的治疗，不适合于慢性、习惯性便秘的治疗。

◆ 女性大多有吃零食的习惯，有便秘的女性患者可以选择以下这些对缓解便秘有利的零食，如核桃、酸奶、烤紫菜、青梅干。

（1）核桃：核桃具有补肾、温肺、润肠的作用，对体弱、产后的便秘妇女尤其适合。核桃对粪便异常干燥者十分有效。

（2）青梅干：青梅干中的柠檬酸不仅可以刺激胃的蠕动，还可以刺激肠的蠕动。

（3）酸奶：饮用酸奶后，肠内的有益菌会增加，这些细菌可分解酸奶，形成有机酸。通过有机酸刺激肠道使蠕动加剧，利于排便。

◆ 山楂、乌梅等水果大多含有较多的鞣酸，具有收敛作用，便秘患者应少吃，否则会加重病情。

◆ 巧克力含有的蛋白质较少。1 块 50 克的巧克力约含碳水化合物 27.5 克、脂肪 20 克，而含蛋白质仅 2.5 克。而且巧克力含有一种引起便秘的鞣酸类物质，便秘者万万不可忽视。

◆ 便秘患者可以用力摩擦手腕外侧，帮助肠道恢复正常。而摩擦手腕的内侧则有改善痔疮、消除疲劳、缓解哮喘的功能。

◆ 吃牛肉、鱼虾能防治便秘。牛肉和鱼虾中含有丰富的钙、镁、锌及一些不饱和脂肪酸，这些物质在肠道中能维持一定的渗透压，保持肠道内的水分，并能促进肠道蠕动，这样就避免了大便干燥，从而起到防治便秘的作用。需要指出的是，肉类食品中只有牛肉具有防治便秘的作用，其他肉类无明显效果。鱼虾中只有海鱼、海虾有防治便秘的作用，而河鱼、河虾起不到这种作用。

下 篇

预 防 训 练

一、适合中青年的徒手训练操

本套徒手训练操适合中青年便秘患者。做操时的运动幅度和力量可以大一些。每天早晚各做一遍。

【**第一节**】本节动作反复各做 10 次。此节操锻炼会阴部肌肉和腹部肌肉，可以促进消化和排便。

<步骤一> 直立，左手扶墙（图 1-1）。

<步骤二> 右腿屈膝尽量抬高（图 1-2）。

<步骤三> 右手扶墙，左腿屈膝尽量抬高。

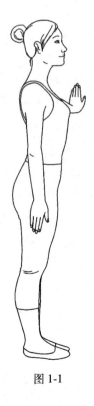

图 1-1

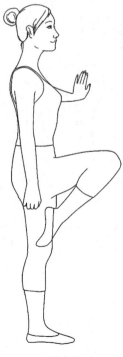

图 1-2

【第二节】本节动作反复做 10 次。此节操锻炼会阴部肌肉。下蹲时要站稳身体，以免摔倒。

<步骤一>　直立，两手垂于体侧（图 1-3）。

<步骤二>　双腿弯曲向下深蹲，蹲得越低越好（图 1-4）。

<步骤三>　恢复初始姿势。

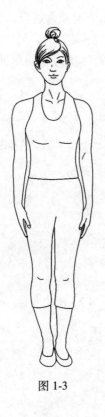

图 1-3

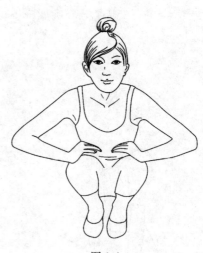

图 1-4

【第三节】本节动作各做 10 次。此节操锻炼会阴部肌肉和腹部肌肉，可以促进消化和排便。

<步骤一> 直立，左手扶墙（图 1-1）。

<步骤二> 右脚尖绷直，踢起右腿，踢得越高越好（图 1-5）。

<步骤三> 右手扶墙，左脚尖绷直，踢起左腿，踢得越高越好。

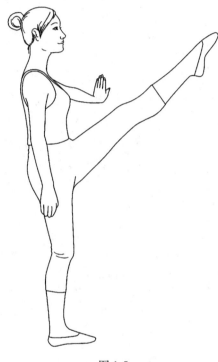

图 1-5

【第四节】本节动作各做 10 次。此节操锻炼腹部肌肉，可以促进消化、排便。

<步骤一> 直立，双脚分开，双肘弯曲伸在胸前（图 1-6）。

<步骤二> 身体向左转，双臂向右甩（图 1-7）。

<步骤三> 身体向右转，双臂向左甩。

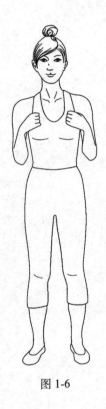

图 1-6

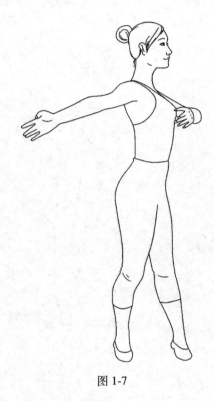

图 1-7

【**第五节**】本节动作反复做 15 次。此节操锻炼会阴部肌肉和腹部肌肉，可以促进消化和排便。

<步骤一>　直立，两脚分开，两手垂于体侧（图 1-8）。

<步骤二>　双手上扬（图 1-9），然后弯腰屈身，双手指尽力触脚尖（图 1-10）。

<步骤三>　恢复初始姿势。

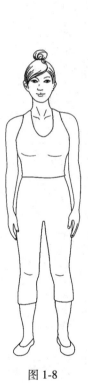 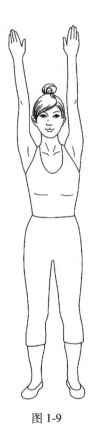 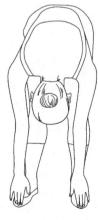

图 1-8　　　　　　　　　图 1-9　　　　　　　　　图 1-10

【第六节】本节动作反复做 20 次。此节操锻炼腹部肌肉，可以促进消化、排便。

<步骤一> 直立，双脚分开，两手叉腰（图 1-11）。

<步骤二> 腰部顺时针旋转 1 圈（图 1-12）。

<步骤三> 腰部逆时针旋转 1 圈。

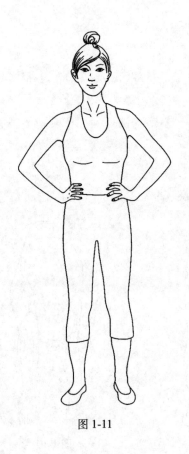

图 1-11

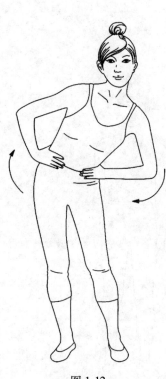

图 1-12

【第七节】本节动作各做 10 次。

<步骤一> 直立，左手扶墙（图 1-1）。

<步骤二> 右腿向右侧踢起，踢得越高越好（图 1-13）。

<步骤三> 右手扶墙，左腿向左侧踢起，踢得越高越好。

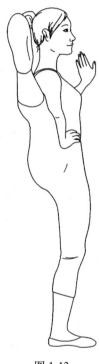

图 1-13

【第八节】本节动作各做 10 次。

<步骤一>　直立，双手扶墙（图 1-14）。

<步骤二>　左腿向后踢起，踢得越高越好（图 1-15）。

<步骤三>　恢复原状。

<步骤四>　右腿向后踢起，踢得越高越好。

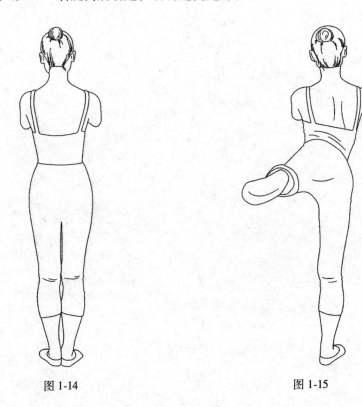

图 1-14　　　　　　　　　　　　　　　　　　图 1-15

【第九节】此节操锻炼会阴部肌肉，可以促进排便。

<步骤一>　直立，两手垂于体侧（图 1-3）。

<步骤二>　左腿向前迈 1 步成弓步，两手扶在左膝上（图 1-16），身体向下压髋部 10 次（图 1-17）。

<步骤三>　恢复初始姿势。

<步骤四>　右腿向前迈 1 步成弓步，两手扶在右膝上，身体向下压髋部 10 次。

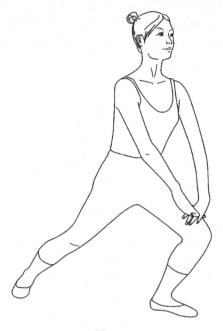

图 1-16

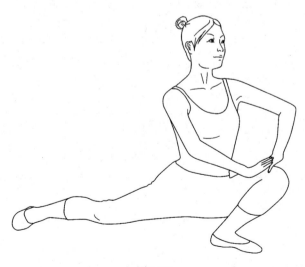

图 1-17

【第十节】本节动作反复做 10 次。

<步骤一>　直立，两脚分开，两手垂于体侧（图 1-8）。

<步骤二>　上体前屈 90 度，同时双臂向前伸展成水平状（图 1-18）。

<步骤三>　恢复初始姿势。

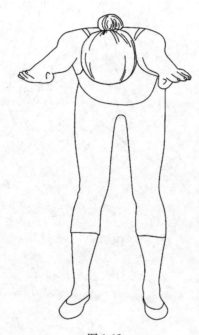

图 1-18

【第十一节】本节动作反复跳 10 次。

<步骤一> 直立,两手垂于体侧(图 1-3)。

<步骤二> 双腿向两侧做分腿跳,双臂平举,跳得越高、腿分得越开越好(图 1-19)。

<步骤三> 恢复初始姿势。

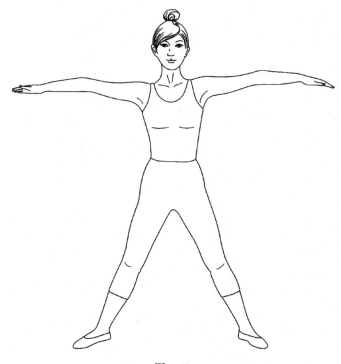

图 1-19

【第十二节】本节动作反复跳 10 次。

<步骤一>　直立，两手垂于体侧（图 1-20）。

<步骤二>　两腿向前后做分腿跳，跳得越高、腿分得越开越好（图1-21）。

<步骤三>　恢复初始姿势。

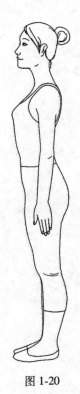

图 1-20

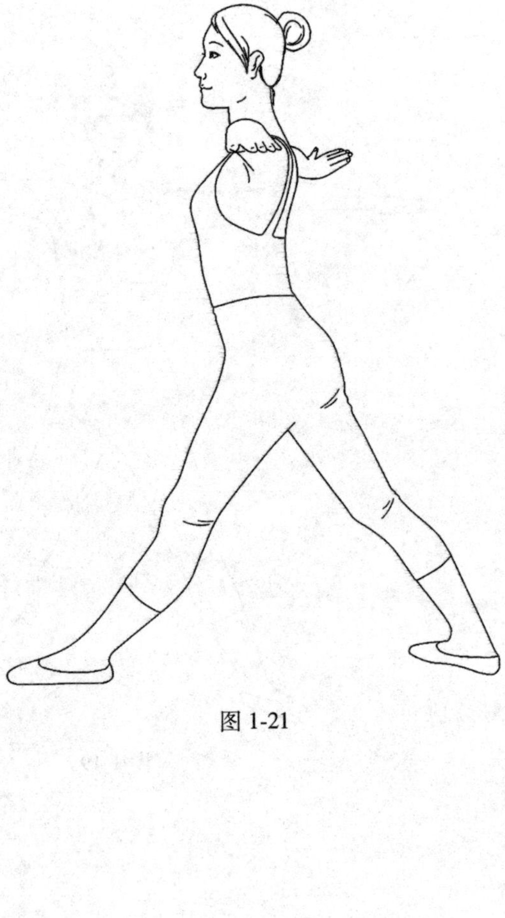

图 1-21

【**第十三节**】本节动作反复交叉跳 10 次。做跳跃分腿动作可锻炼会阴部肌肉，并促进肠胃蠕动，有利于排便。

<步骤一> 直立，两手垂于体侧（图 1-20）。

<步骤二> 原地跳起左腿（图 1-22）。

<步骤三> 左腿落地后跳起右腿。

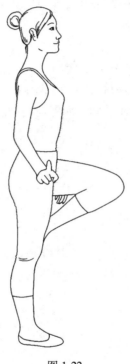

图 1-22

二、适合年老体弱者的徒手训练操

本套徒手训练操适合年老体弱的便秘患者。做操时应循序渐进，逐渐加大运动幅度和力量，切不可操之过急。

每天早晚各做一遍。

【第一节】本节动作反复做 10~15 次。

<步骤一>　直立，两脚分开与肩同宽，两手置于体侧（图 2-1）。

<步骤二>　两膝微弯，身体前倾，两臂向前伸直（图 2-2）。

<步骤三>　恢复原状。

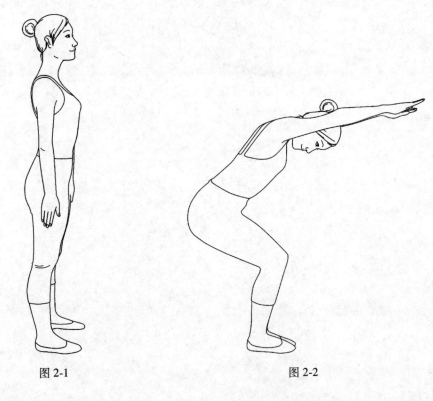

图 2-1　　　　　　　　　　　　　　　　　图 2-2

【第二节】本节动作反复做 20 次。

<步骤一>　直立，两脚分开与肩同宽，两手按在腹部（图 2-3）。

<步骤二>　向左顶髋，同时双手向左按揉腹部（图 2-4）。

<步骤三>　向右顶髋，同时双手向右按揉腹部。

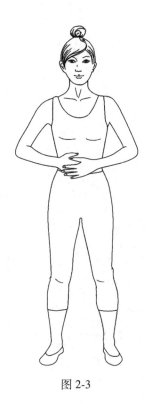

图 2-3

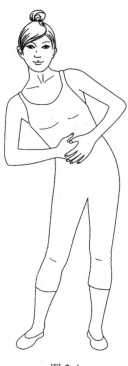

图 2-4

【第三节】本节动作反复做 20 次。

<步骤一> 直立，两脚分开与肩同宽。两手按在腹部（图 2-5）。

<步骤二> 向后顶髋，上身向前微倾（图 2-6）。

<步骤三> 向前挺髋，上身向后微倾。

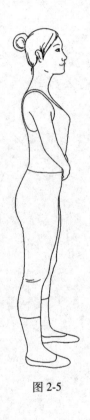

图 2-5

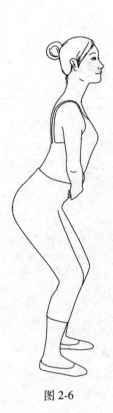

图 2-6

【第四节】本节动作反复做 15~20 次。

<步骤一> 直立，两脚分开与肩同宽，两手按在腹部（图 2-3）。

<步骤二> 髋部顺时针旋转 1 周，同时双手顺时针旋转 1 周按揉腹部（图 2-7）。反复做 15~20 次。

<步骤三> 恢复初始姿势。

<步骤四> 髋部逆时针旋转 1 周，同时双手逆时针旋转 1 周按揉腹部。反复做 15~20 次。

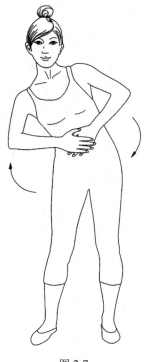

图 2-7

【第五节】本节动作各做 10 次。

<步骤一>   直立，两手置于体侧（图 1-3）。

<步骤二>   左腿轻轻抬起，右手拍打腹部（图 2-8）。

<步骤三>   恢复原状。

<步骤四>   右腿轻轻抬起，左手拍打腹部。

<步骤五>   恢复原状。

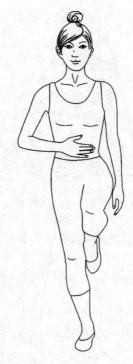

图 2-8

【第六节】本节动作各做 10 次。

<步骤一>　直立，两脚微微分开，两手叉腰（图 1-11）。

<步骤二>　左脚尖抬起向左划圈 1 周（图 2-9、图 2-10）。

<步骤三>　恢复原状。

<步骤四>　右脚尖抬起向右划圈 1 周。

<步骤五>　恢复原状。

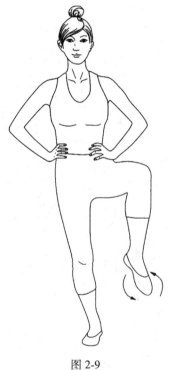

图 2-9

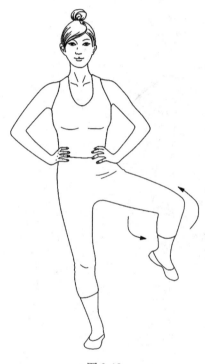

图 2-10

【第七节】本节动作反复做 15~20 次。

<步骤一> 左手扶墙，身体侧立（图 1-1）。

<步骤二> 右腿屈膝抬起，向右划 1 圈，牵动髋部（图 2-11、图2-12）。反复做 15~20 次。

<步骤三> 右手扶墙，身体侧立。

<步骤四> 左腿屈膝抬起，向左划 1 圈，牵动髋部。反复做 15~20 次。

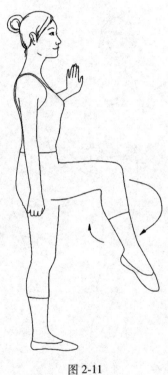

图 2-11

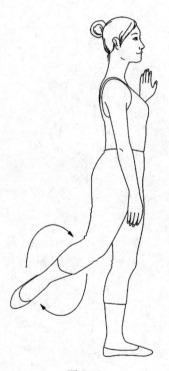

图 2-12

【第八节】本节动作反复做20次。

<步骤一>　双手扶墙直立，面向墙壁（图1-14）。

<步骤二>　双腿轻轻下蹲，双膝向外分开，打开髋部（图2-13）。

<步骤三>　恢复原状。

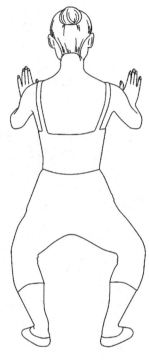

图 2-13

【第九节】本节动作反复做 10 次。

<步骤一>　直立，两脚分开与肩同宽，双手叉腰（图 1-11）。

<步骤二>　身体左转 90 度，牵动腰腹部（图 2-14）。

<步骤三>　恢复原状。

<步骤四>　身体右转 90 度，牵动腰腹部。

<步骤五>　恢复原状。

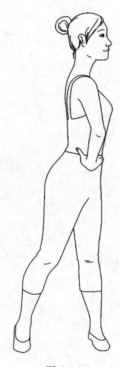

图 2-14

【第十节】本节动作反复做 3~5 分钟。

<步骤一> 直立，两脚微微分开（图 2-1）。

<步骤二> 双脚跟轮流抬起，双手前后摆动，扭动髋部，做竞走状（图 2-15）。

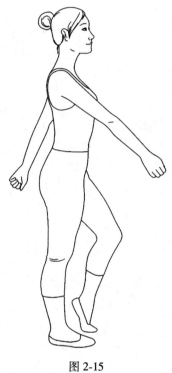

图 2-15

【第十一节】本节动作反复交叉做 15~20 次。

<步骤一> 直立，双脚分开与肩同宽，双手叉腰（图 1-11）。

<步骤二> 上身向左侧屈，同时向右顶髋（图 2-16）。

<步骤三> 恢复原状。

步骤一至步骤三　反复做 15~20 次。

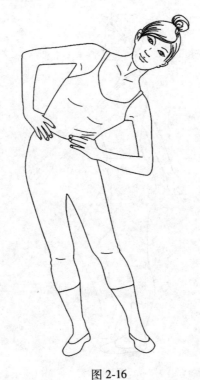

图 2-16

<步骤四> 上身向右侧屈，同时向左顶髋。

<步骤五> 恢复原状。

步骤四至步骤五　反复做 15~20 次。

【**第十二节**】本节动作反复交叉做20~30次。

<步骤一>　左手扶墙，身体侧立（图1-1）。

<步骤二>　右腿抬起前后摆动，根据自己的身体状况决定摆动的幅度，体弱者不宜过大（图2-17、图2-18）。摆动20~30次。

<步骤三>　右手扶墙，左腿前后摆动。摆动20~30次。

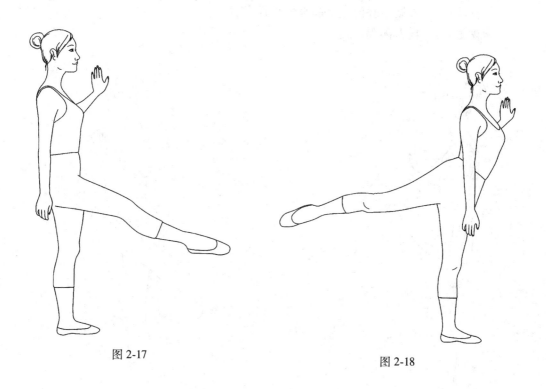

图 2-17　　　　　　　　　　　　　　　　　　　图 2-18

【第十三节】本节动作可反复交叉做。

<步骤一>　左手扶墙，身体侧立（图1-1）。

<步骤二>　右腿屈膝向上抬起至最高程度（图2-19）。

<步骤三>　向右侧踢右腿（图2-20）。

<步骤四>　右手扶墙，身体侧立。

<步骤五>　左腿屈膝向上抬起至最高程度。

<步骤六>　向左侧踢左腿。

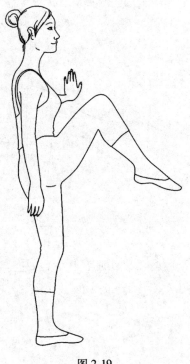

图 2-19

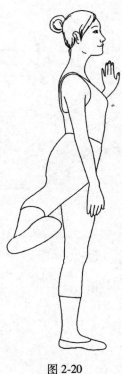

图 2-20

三、结合瑜伽做的徒手训练操

本套训练操结合瑜伽一起做，适合体质较强、柔韧性较好者。在做比较难的动作时，要根据自身的情况而定，不要太勉强，以免拉伤肌肉。患有高血压病、心脏病及骨骼疾病者最好不要做。

每天早晚各做一遍。

第一节至第五节医疗体操均能锻炼髋部骨骼与肌肉功能，有利于排便。

第六节至第十三节医疗体操均能锻炼腹部肌肉，对消化器官起到按摩作用，促进消化，利于排便。

【第一节】本节动作反复做 3 遍。

<步骤一>　直立，两脚分开与肩同宽，两手置于体侧（图 1-8）。

<步骤二>　蹲下，上身挺直，双手交握举过头顶，胳膊伸直，眼睛望天，自然呼吸 30 秒钟（图 3-1）。

<步骤三>　恢复初始姿势，全身放松。

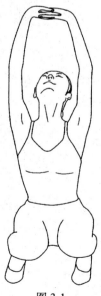

图 3-1

【第二节】本节动作反复做 3 遍。

<步骤一>　直立，两脚分开与肩同宽，两手置于体侧（图 1-8）。

<步骤二>　蹲下，双手抱住膝内侧，膝盖向外分。目视前方，自然呼吸 30 秒钟（图 3-2）。

<步骤三>　恢复初始姿势，全身放松。

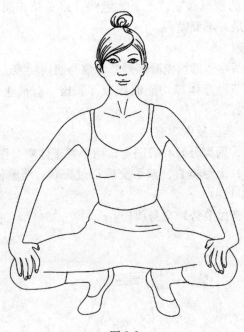

图 3-2

【第三节】本节动作反复做 3 遍。

<步骤一> 直立，两脚分开与肩同宽，两手置于体侧（图 1-8）。

<步骤二> 蹲下，双手胸前合掌，两肘尽量将两膝向外推。目视前方。自然呼吸 30 秒钟（图 3-3）。

<步骤三> 恢复初始姿势，全身放松。

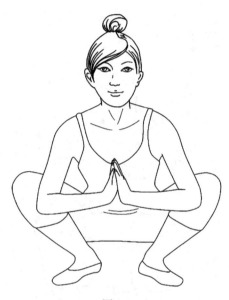

图 3-3

【第四节】本节动作反复交叉各做 3 次。

<步骤一>　直立，两脚分开与肩同宽，两手置于体侧（图 1-8）。

<步骤二>　蹲下，双手在身后交握，头与上身转向右侧，右膝尽量贴近身体。自然呼吸 15 秒钟（图 3-4）。

<步骤三>　恢复初始姿势。全身放松。

<步骤四>　蹲下，双手在身后交握，头与上身转向左侧，左膝尽量贴近身体。自然呼吸 15 秒钟。

<步骤五>　恢复初始姿势，全身放松。

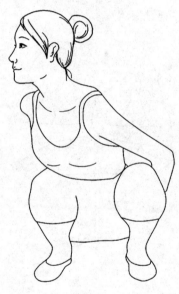

图 3-4

【第五节】本节动作反复做 3 次。

<步骤一>　直立，双脚分开与肩同宽，双手置于体侧（图1-8）。

<步骤二>　蹲下，上身与头挺直，双臂体侧伸直，手掌张开向下用力，两脚跟微微抬起（图3-5）。坚持 20 秒钟。

<步骤三>　恢复初始姿势，全身放松。

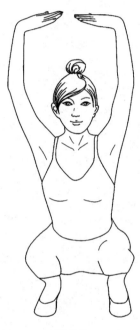

图 3-5

【第六节】本节动作反复做 3 次。

<步骤一> 直立，双脚分开与肩同宽，两手置于体侧（图 1-8）。

<步骤二> 两臂向两侧平举，掌心向外推出，挺胸，小腹收紧，鼻子吸气，嘴呼气，坚持 30 秒钟（图 3-6）。

<步骤三> 恢复初始姿势，全身放松。

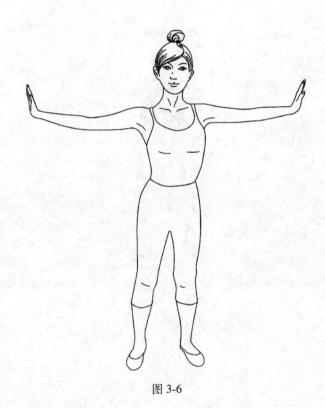

图 3-6

【**第七节**】本节动作反复做 3 次。

<步骤一>　直立，两脚分开与肩同宽，两手置于体侧（图 1-8）。

<步骤二>　两手交握置于头上，胳膊伸直，手掌向上，双脚尖用力，脚跟微微抬起，挺胸，小腹收紧。坚持 30 秒钟（图 3-7）。

<步骤三>　恢复初始姿势，全身放松。

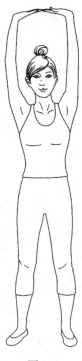

图 3-7

【第八节】本节动作反复做 15~20 次。

<步骤一>   直立，两脚分开与肩同宽。两手置于体侧（图 1-8）。

<步骤二>   吸气后五指并拢双掌用力向前推，挺胸收腹，同时呼气（图3-8）。

<步骤三>   吸气收回手臂置于胸前（图 1-6）。

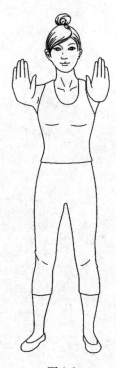

图 3-8

【第九节】本节动作反复交叉各做 2 次。

<步骤一> 直立，两脚分开与肩同宽，两手置于体侧（图 1-8）。

<步骤二> 右脚向前迈、左腿伸直成弓步，右手握拳屈肘向前上，左手握拳屈肘向后下，挺胸收腹，下压髋部（图 3-9）。坚持 30 秒钟。

<步骤三> 恢复初始姿势。全身放松。

<步骤四> 左脚向前迈、右腿伸直成弓步，左手握拳屈肘向前上，右手握拳屈肘向后下，挺胸收腹，下压髋部。坚持 30 秒钟。

<步骤五> 恢复初始姿势，全身放松。

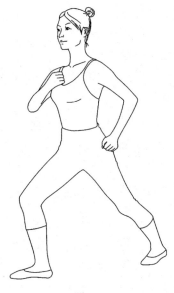

图 3-9

【第十节】本节动作反复做 3 次。

<步骤一>　直立，两脚分开与肩同宽，两手置于体侧（图 1-8）。

<步骤二>　两肘相抱举于头顶（图 3-10）。

<步骤三>　上身前屈 90 度，呼气，收腹（图 3-11）。坚持 30 秒钟。

<步骤四>　恢复初始姿势，全身放松。

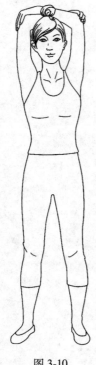

图 3-10

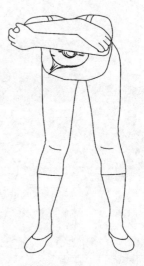

图 3-11

【**第十一节**】本节动作反复做 3 次。

<步骤一>　直立，两腿分开与肩同宽，两手置于体侧（图 1-8）。

<步骤二>　上身向下弯曲，双手下垂，双腿伸直（图 3-12）。

<步骤三>　稍停后上身继续下弯，两手抱住小腿，头贴近膝盖，收紧腹部（图 3-13）。坚持 30 秒钟。

<步骤四>　恢复初始姿势，全身放松。

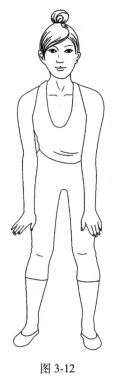

图 3-12

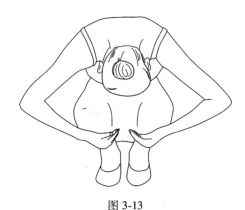

图 3-13

【**第十二节**】本节动作反复做 4 次。

<步骤一>　直立，两脚分开与肩同宽，两手置于体侧（图 1-8）。

<步骤二>　两手举过头顶，伸直两臂（图 3-14）。

<步骤三>　上身向前弯曲 90 度，呼气（图 3-15）。

<步骤四>　慢慢向左转（图 3-16）。然后慢慢向右转。反复做 4 次。

<步骤五>　恢复初始姿势，全身放松。

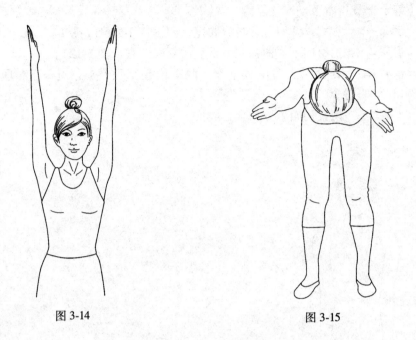

图 3-14

图 3-15

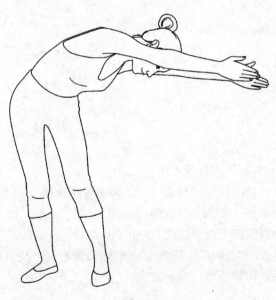

图 3-16

【第十三节】本节动作反复交叉做4次。

<步骤一> 直立，两脚分开与肩同宽，两手置于体侧（图1-8）。

<步骤二> 左脚向前迈并屈膝成弓步，两手在身后交握，胳膊伸直（图3-17）。

<步骤三> 上身尽量向左腿弯曲，头贴近左脚尖（图3-18）。坚持30秒钟。

<步骤四> 恢复初始姿势，全身放松。

步骤一至步骤四 反复做4次。

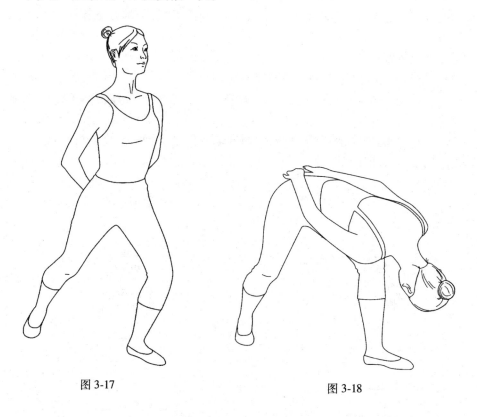

图 3-17   图 3-18

<步骤五> 右脚向前迈并屈膝成弓步，两手在身后交握，胳膊伸直。

<步骤六> 上身尽量向右腿弯曲，头贴近右脚尖。坚持30秒钟。

<步骤七> 恢复初始姿势，全身放松。

步骤五至步骤七 反复做4次。

四、垫上训练操

本套训练操适合年老体弱及行动不便者。做操时动作应柔和、舒缓，不要用力过猛或过快。但患有高血压病、腰椎间盘突出症、腰肌劳损及脑血栓等患者最好不要做。

每天早晚各做一遍。

【第一节】本节动作反复做20次。

<步骤一>　坐在垫子或地毯上，上身伸直，最好背靠着墙，两手置于体侧（图4-1）。

<步骤二>　双手叠放腹部，自右下腹开始，以脐为中心，顺时针划圈按揉，手劲逐渐加重（图4-2）。

<步骤三>　以同样姿势逆时针按揉20次。

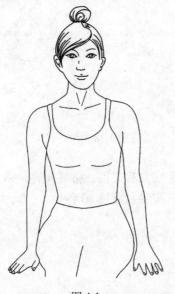

图4-1

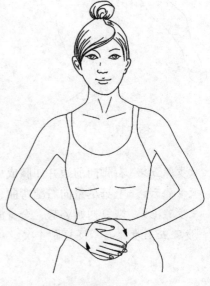

图4-2

【第二节】本节动作反复做 20 次。

<步骤一>　坐在地毯上，上身伸直，两腿左右分开（图 4-3）。

<步骤二>　双手前伸，上身向下弯曲，贴近地毯，压动髋部（图 4-4）。

<步骤三>　恢复原状。

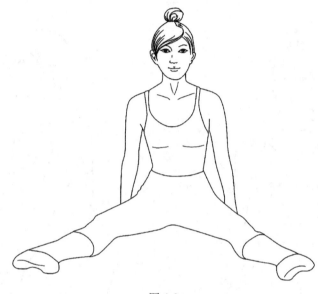

图 4-3

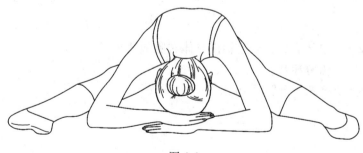

图 4-4

【第三节】本节动作反复做 10 次。

<步骤一>　坐在地毯上，双腿并拢，上身伸直，双手置于体侧（图4-5）。

<步骤二>　身体左转，双手触摸身体左侧地毯（图4-6）。

<步骤三>　恢复原状。

步骤一至步骤三　重复做 10 次。

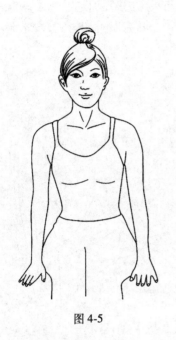

图 4-5

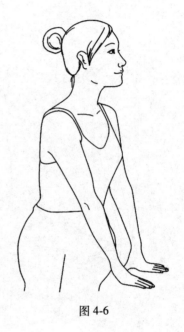

图 4-6

<步骤四>　身体右转，双手触摸身体右侧地毯。

<步骤五>　恢复原状。

步骤四至步骤五　重复做 10 次。

【第四节】本节动作反复做20次。

<步骤一>　坐在地毯上，双腿分开，上身伸直，双手撑在身后（图4-7）。

<步骤二>　双手用力，臀部向上挺起，撑动髋部（图4-8）。

<步骤三>　恢复原状。

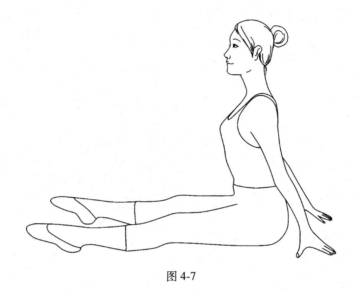

图 4-7

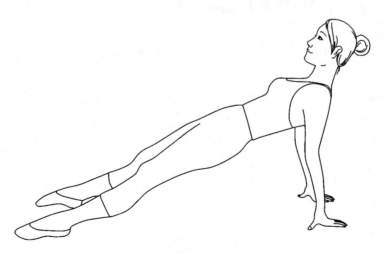

图 4-8

【第五节】本节动作反复交叉做 10 次。

<步骤一>　坐在地毯上，双腿分开，上身伸直，双手撑在身后（图4-7）。

<步骤二>　右腿尽量向右上方抬起（图 4-9）。

<步骤三>　恢复原状。

步骤一至步骤三　重复做 10 次。

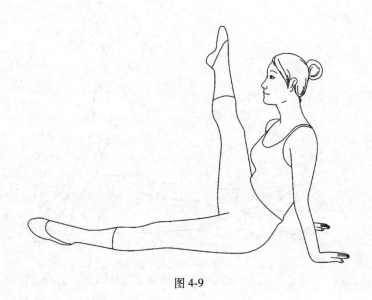

图 4-9

<步骤四>　左腿尽量向左上方抬起。

<步骤五>　恢复原状。

步骤四至步骤五　重复做 10 次。

【第六节】本节动作重复做 10 次。

<步骤一>　坐在地毯上，上身伸直，双腿并拢，两手交握于胸前（图 4-10）。

<步骤二>　上身顺时针旋转 10 圈（图 4-11）。

<步骤三>　再逆时针旋转 10 圈。

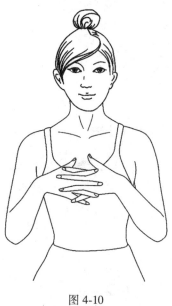

图 4-10

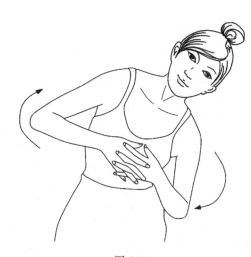

图 4-11

【第七节】本节动作连续做 15~20 次。

<步骤一>   俯卧，双手撑在体前（图 4-12）。

<步骤二>   两手支撑，伸屈腹部和臀部，上身向前做蛇形蠕动（图4-13）。

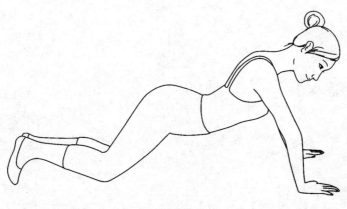

图 4-12

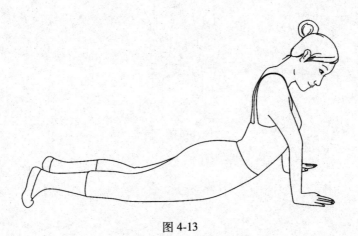

图 4-13

【**第八节**】本节动作反复交叉做10次。

<步骤一> 仰卧，双腿伸直，两手置于体侧（图4-14）。

<步骤二> 左腿屈膝抬起，双手抱膝（图4-15）。

<步骤三> 恢复原状。

步骤一至步骤三 重复做10次。

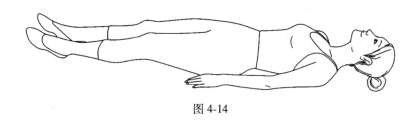

图4-14

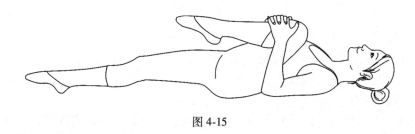

图4-15

<步骤四> 右腿屈膝抬起，双手抱膝。

<步骤五> 恢复原状。

步骤四至步骤五 重复做10次。

【第九节】本节动作反复做 10 次。

<步骤一>   仰卧，双腿伸直，两手置于体侧（图 4-14）。

<步骤二>   双膝向上抬起，双手抱膝（图 4-16）。

<步骤三>   恢复原状。

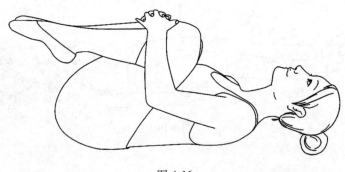

图 4-16

【第十节】本节动作中，双腿反复做前后分开剪腿动作 20 次。

<步骤一>   仰卧，两腿伸直，两手置于体侧（图 4-14）。

<步骤二>   双腿伸直抬起 90 度（图 4-17）。

<步骤三>   右腿向前，左腿向后分开双腿，分开的幅度越大越好（图 4-18）。

<步骤四>   左腿向前，右腿向后分开双腿，分开的幅度越大越好。

<步骤五>   恢复原状。

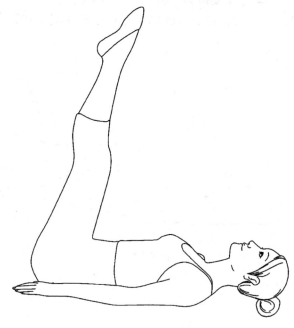

图 4-17

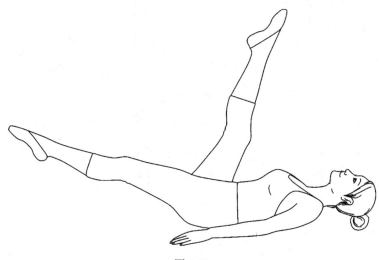

图 4-18

【第十一节】本节动作反复做 20 次。

<步骤一> 俯卧，双肘支撑，双腿尽量左右分开（图 4-19），小腿抬起 90 度（图 4-20）。

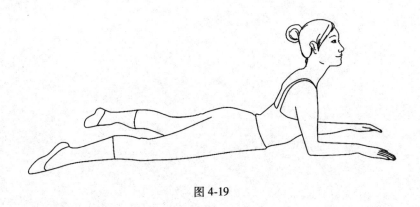

图 4-19

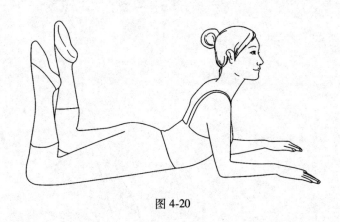

图 4-20

<步骤二> 小腿向外尽量摆动，撑动髋部（图 4-21）。

<步骤三> 小腿向内摆动，双脚掌触碰（图 4-22）。

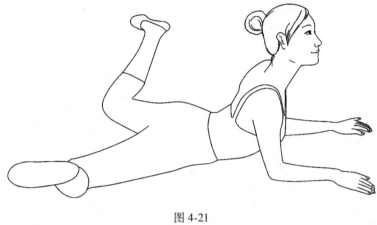

图 4-21

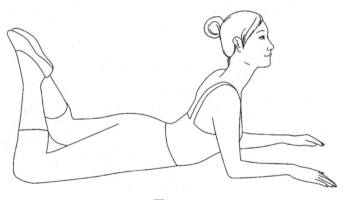

图 4-22

【第十二节】本节动作反复交叉做 20 次。

<步骤一> 左侧卧，双腿伸直（图 4-23）。

<步骤二> 右小腿弯曲，向前顶右膝（图 4-24）。

<步骤三> 再向后蹬腿（图 4-25）。

步骤一至步骤三 反复做 20 次。

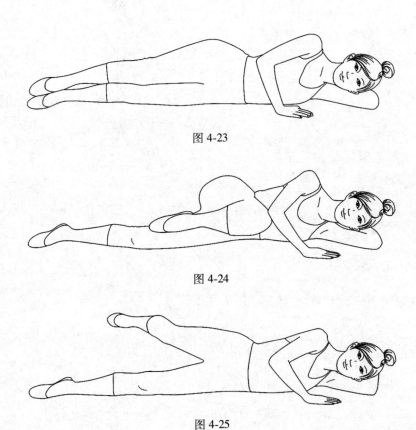

图 4-23

图 4-24

图 4-25

<步骤四> 右侧卧，双腿伸直。

<步骤五> 左小腿弯曲，向前顶左膝。

<步骤六> 再向后蹬腿。

步骤四至步骤六 反复做 20 次。

五、床上训练操

本套训练操可以躺在床上做，也可以在垫子上做。但体弱者和患有高血压病、腰椎间盘突出症、腰肌劳损及脑血栓等患者最好不要做。

每天做一遍，或者早晚各做一遍。

【第一节】本节动作重复做 20~30 次。

<步骤一>　仰卧，两腿伸直，两手置于体侧（图 4-14）。

<步骤二>　双腿向上抬起弯曲，做蹬自行车运动（图 5-1）。

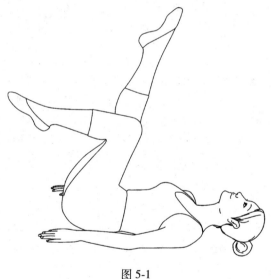

图 5-1

【第二节】本节动作重复做 10~20 次。

<步骤一>　仰卧，两腿伸直，双手放在腹部（图 5-2）。

<步骤二>　直起上身成 90 度（图 5-3）。

<步骤三>　恢复初始姿势。

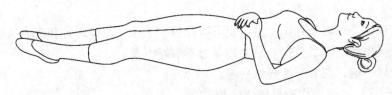

图 5-2

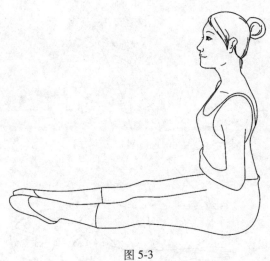

图 5-3

【第三节】本节动作重复做 10~20 次。

<步骤一>　仰卧，两腿伸直，双手放在体侧（图 4-14）。

<步骤二>　左腿伸直向上抬起成 90 度（图 5-4）。

<步骤三>　恢复原状。

<步骤四>　右腿伸直向上抬起成 90 度。

<步骤五>　恢复原状。

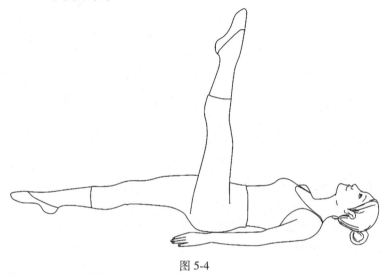

图 5-4

【第四节】本节动作反复做 10 次。

<步骤一>　仰卧，两腿伸直，双手放在体侧（图 4-14）。

<步骤二>　腰部尽量向上挺起成拱桥形（图 5-5）。

<步骤三>　恢复原状。

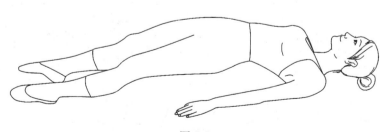

图 5-5

【第五节】本节动作反复做 10 次。

<步骤一> 仰卧，双手放在体侧，双腿伸直（图 4-14）。

<步骤二> 双腿伸直尽量抬起，膝盖接近头部，臀部也跟着抬起（图 5-6）。

<步骤三> 恢复原状。

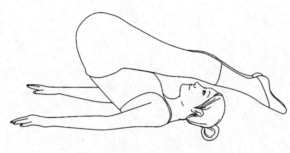

图 5-6

【第六节】本节动作反复做 10 次。

<步骤一> 俯卧，双臂弯曲放在头侧，双腿伸直（图 5-7）。

<步骤二> 上身和双腿尽量同时向上抬起（图 5-8）。

<步骤三> 恢复原状。

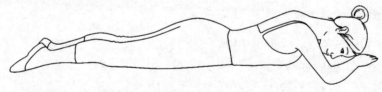

图 5-7

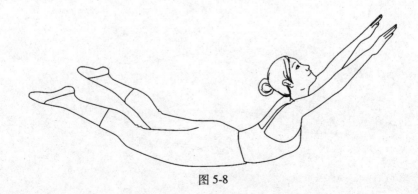

图 5-8

【**第七节**】本节动作反复做 10 次。

<步骤一>　俯卧，双臂伸直放在头侧，双腿伸直（图 5-9）。

<步骤二>　左腿伸直尽量向上抬起（图 5-10）。

<步骤三>　恢复原状。

<步骤四>　右腿伸直尽量向上抬起。

<步骤五>　恢复原状。

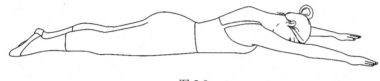

图 5-9

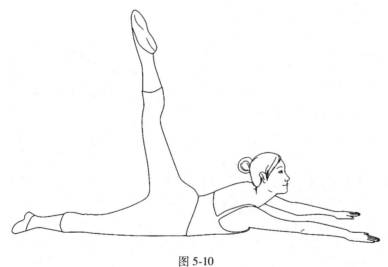

图 5-10

【第八节】 本节动作反复做 10 次。

<步骤一> 仰卧，双手放在体侧，双腿伸直（图 4-14）。

<步骤二> 双腿直立抬起成 90 度（图 4-17）。

<步骤三> 两腿向左右分开，分得越开越好（图 5-11）。

<步骤四> 恢复初始姿势。

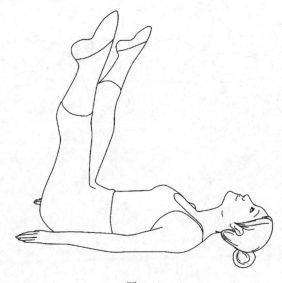

图 5-11

【第九节】 本节动作反复交叉做 15 次。

<步骤一> 身体左侧卧，两腿伸直（图 4-23）。

<步骤二> 右腿向上抬起，抬得越高越好（图 5-12）。

<步骤三> 恢复原状。

步骤一至步骤三 反复做 15 次。

<步骤四> 身体右侧卧，两腿伸直。

<步骤五> 左腿向上抬起，抬得越高越好。

<步骤六> 恢复原状。

步骤四至步骤六 反复做 15 次。

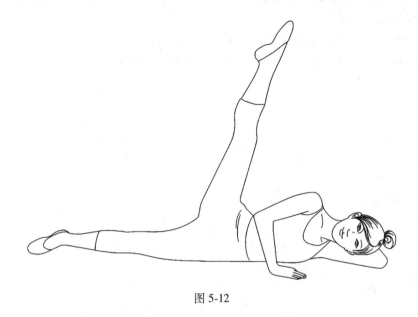

图 5-12

【**第十节**】本节动作反复做 15~20 次。

<步骤一> 仰卧，双腿伸直，两手置于体侧（图 4-14）。

<步骤二> 脚尖绷直，双腿上下摆动，大腿带动小腿，如仰泳双腿打水动作（图 5-13）。

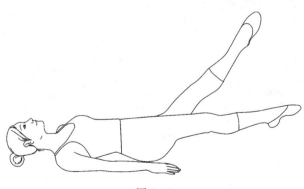

图 5-13

【第十一节】本节动作反复做 15~20 次。做此节动作是为了锻炼腹部和会阴肌肉，促进消化和排便。

<步骤一> 俯卧，双腿伸直，两手伸直置于头侧（图 5-9）。

<步骤二> 脚尖绷直，双腿上下摆动，大腿带动小腿，如自由泳的双腿打水动作（图 5-14）。

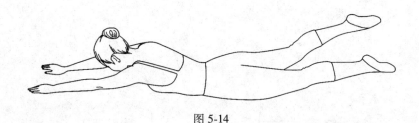

图 5-14

【第十二节】本节动作反复交叉做 10 次

<步骤一> 俯卧，双腿伸直，两手置于胸前（图 5-15）。

<步骤二> 右腿向上抬起到最大程度（图 5-16）。

<步骤三> 右腿向右尽量分开（图 5-17）。

<步骤四> 恢复原状。

步骤一至步骤四 反复做 10 次。

<步骤五> 左腿向上抬起到最大程度。

<步骤六> 左腿向左尽量分开。

步骤五至步骤六 反复做 10 次。

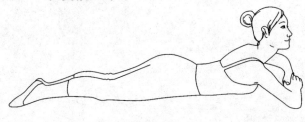

图 5-15

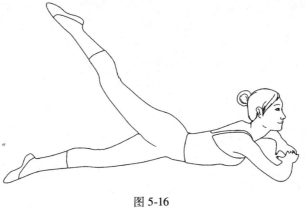

图 5-16

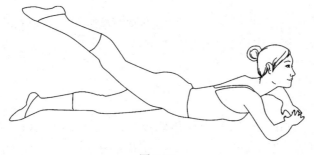

图 5-17

六、便秘捶骶操

便秘捶骶操一套共八节。

【第一节】拳击骶部

解裤蹲（坐）于马桶上，准备排便。全身放松，平静呼吸。先左手握拳，以拳背用重力捶击骶骨区 15 次，先自上而下，后自下而上。再换右拳，以同等力度与手法捶骶 15 次。共 30 次。

重复 2~3 遍。

作用：骶骨前右侧为乙状结肠下段与直肠壶腹部，是大便聚积处，捶骶可刺激局部肠道收缩，将大便排出，或加快排便速度。

注意：一手捶骶时，另一手掌可配合轻拍枕后部，刺激脑干排便中枢，增强排便意识，促进排便。

【第二节】屈腿贴腹

仰卧在床上，两腿伸直，两臂贴体侧伸直，上身保持不动；两腿弯曲，屈髋屈膝至最大限度，使大腿贴腹，吸气，维持数秒后复原、呼气。计 1 次，共 30 次。

重复 2~3 遍。

作用：大腿贴腹运动可增大腹压，加强肠蠕动；呼吸刺激膈肌运动，促使大便快速下移、排出。

【第三节】收腹举腿

仰卧，两腿伸直，两臂贴体侧伸直。发力收腹，将双下肢屈髋至 90 度，维持数秒，复原、呼气。计 1 次。

反复做 30 次。

作用：收腹举腿运动可加大腹肌收缩力，增强腹压；呼吸可调节膈肌升降节律，刺激肠蠕动；举腿还有利于静脉血回流，改善肠道血液供应，增强肠道平滑肌收缩力。三者合一，促进排便。

【第四节】晨饮揉腹

早起洗脸刷牙后，将 500 毫升温开水分两次喝下，间隔 10 分钟。立位。然后左右手掌重叠，左手掌心在下，一起按腹部，略带压力；以脐为中心，顺时针方向揉腹 15 次，再反向揉腹 15 次。共 30 次。揉完适当做些晨间家务。过半小时，一般便意即至。

重复 2~3 遍；或至排便毕。

作用：腹部按摩形成良性刺激，加强肠蠕动与便意感，推动肠内容物至直肠，使其排至体外。喝水有助于润滑肠道、软化大便。

注意：适当加快呼吸节律，有利于增强腹压、加快排便过程。

【第五节】收缩提肛

坐于硬木椅边沿或转角处，部分臀部着椅。上身正直，身心放松，含胸隆背；双眼平视，微闭；两足分开与肩同宽；两手置于大腿中间稍前部位，手心贴大腿。

深呼吸。呼气时嘴微闭，慢慢吐气，边吐气边收腹、提肛；吸气时闭嘴，仅用鼻子，腹肌、提肛肌放松复原。计 1 次。共 30 次。

重复 2~3 遍；或至排便毕。

作用：控制呼吸节律与延长呼、吸气时间，加大腹肌张力，增加腹压，可刺激肠道平滑肌收缩，促进肠蠕动，改善肛门肌括约肌功能，使之迅速开放将便排出。

【第六节】平卧运肢

仰卧，不用枕头。双手握拳，垫于背后腰间；双下肢伸直，双足靠拢；双膝屈曲 70~90 度，双膝紧贴，一起向左右转动各 5 次，共 10 次（图 6-1）。改坐位，下肢仍伸直，双足靠拢，弯腰低头伸展上肢，将双手掌心置于小腿前面，上身尽量前倾；再改双手抱膝，借重力向床上仰倒，又变仰卧；然后发力使上身跃起，变为坐位复原。身躯上下运动计 1 次，共 10 次。再翻转身体俯卧，双臂屈肘，双手掌托下巴；双下肢伸直，双足靠拢，接着左、右膝轮流屈曲小腿至极限，足后跟尽量靠近臀部，左右各 5 次，共 10 次。三者合计 30 次。

重复 2~3 遍；或至排便毕。

作用：不断变换姿势活动四肢及腹部，增强全身血液循环与新陈代谢，加大腹肌与肠肌收缩力，刺激肠蠕动，加速排便。对胃肠病、腰腿痛及肥胖症也有治

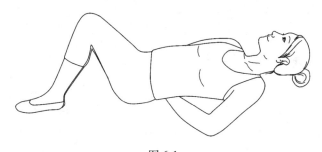

图 6-1

疗作用。

【第七节】按摩双穴

坐位，伸开左手指，掌心向下。以右手示指尖按揉左手背食指与中指指蹼间靠近示指侧的"二、三间"穴位 10 次；再将左手掌心向上，以右食指尖按揉左示指远侧指间关节掌侧屈纹中点"大肠"穴 5 次。共 15 次。然后换位，以左手示指尖按摩右手背部与掌侧的相应两穴，分别按摩 10 次与 5 次，也是 15 次。合计刺激双穴 30 次（图 6-2）。重复 2~3 遍。

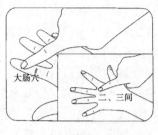

图 6-2

作用：刺激特殊穴位，通过经络传导，促进肠蠕动，驱排宿便。

【第八节】按摩足脾区

选择反射区。重点区：脾、胃、小肠、大肠、肛门；关联区：胰、十二指肠、横膈、肝、胆；基本区：肾上腺、肾、输尿管与膀胱。

采取坐位。首先以轻度手法用左拇指尖刺激右足底基本区 5 次；然后以中度手法刺激关联区 5 次；再以重度手法刺激重点区 5 次。共 15 次。然后换位，以右手同法刺激左足底三区各 5 次，也是 15 次。合计 30 次。按摩足部以有温热痛感为宜。

重复 2~3 遍；或至排便毕。

作用：加强神经系统功能，增进肠道蠕动，促进肠道快速排便。

注意：按摩足底后若出现全身微热、微汗现象，则疗效最佳。

七、摇晃吊床操

此操会让肠有很大的扭曲，对于弛缓性便秘的患者来说，会有使肠道从外侧向内侧紧绷起来的效果。如果每天持续不断地做练习，肠道就会慢慢地变细，内容物就不容易囤积在肠道内。

【第一节】本动作反复做 6 次。

仰卧，双膝弯曲，脚底紧贴床板，脚跟尽量往臀部的方向靠近。双腿张开约 30 厘米，两手放在身体的两旁（图 7-1）。

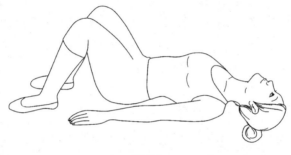

图 7-1

【第二节】

将臀部从床板上举高约 5 厘米，用头部、肩膀和双腿来支撑身体的重量（图 7-2）。

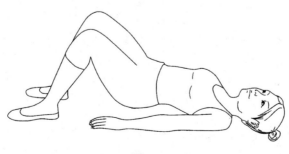

图 7-2

【第三节】

　　把身体当作是摇床一样，将臀部左右摇摆。运动中不要忘记配合呼吸。左右摇摆 10 次之后，将臀部再慢慢放回床板上休息（图 7-3）。

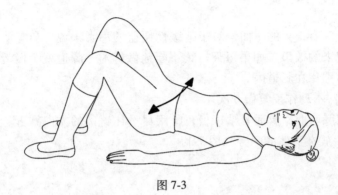

图 7-3

八、抽水机运动操

这套操的主要目的就是要增强大肠的运动。弛缓性或痉挛性等便秘，都是由于肠的运动变得迟钝，所以只要恢复原有的蠕动就可以了。

如果每天坚持这套操的练习，将粪便挤压出体外所必需的腹肌力和支撑横膈的力量也会随之增强。

所以，运动不足或压力过重所引起的便秘，可以先从这套操开始练习。

【第一节】

背部贴在床板上仰卧，让全身肌肉尽量放松（图 4-14）。

【第二节】

将双手贴在腹部上，用力使腹部肌肉紧张，同时将下腹部的肌肉往上提。以上动作做 12 次。在紧缩腹部肌肉的同时吸入少许的空气，在放松的时候吐出。稍微休息一会之后再重复以上动作，但动作稍快一点，相同的动作同样重复 12 次（图 8-1、图 8-2）。

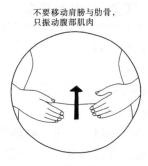

不要移动肩膀与肋骨，只振动腹部肌肉

图 8-1

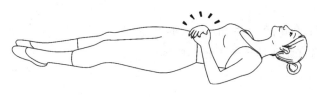

图 8-2

九、压迫侧面运动操

这套操有锻炼支撑身体的左右腹肌的作用。传统的强化腹肌运动通常都是左右不均衡的。此套操则先从左再往右加重重心，借着这样的运动以强化两边的腹肌。而且这套操也会均衡将粪便挤压出体外的腹肌力量。

这套操会对肝脏进行压迫及松弛，故对肝脏有刺激作用。这样的刺激运动对强化肝脏、刺激肝脏功能活动有很大的益处。

这套操对肠内壁也会给予刺激，而且还可以均衡左右的平衡，对刺激排泄也有很大的帮助。

【第一节】

将双手放置于腰上，双腿张开约 15 厘米，脚尖稍微向外张开（图 1-11）。

【第二节】

紧缩下腹部，将左侧的脚底抬起，体重加于脚尖处，并将上身往左侧倾斜。这个时候要用力压迫左侧的腹肌，但胸部的肌肉仍然保持放松状态。伸腿，伸直膝盖，不可弯曲（图 9-1）。共做 20 次。

【第三节】

在右侧进行相同的动作 20 次。不要急躁，慢慢做，呼吸的重点就是从鼻子轻轻地吸气。

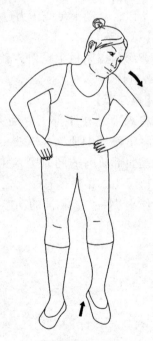

图 9-1

十、腹部紧张与缓和操

　　这套操是最需要用到腹肌的运动。让最容易运动不足的下腹部肌肉伸缩，就可以锻炼到这个部位的肌肉了。如果每天持续做这套操，就可以锻炼出非常结实的腹肌。如果是减肥的人，这套操也会使腰围更加纤细。而且，这套操还可刺激大肠引发出想排便的欲望。

　　本节操重复做 5 次。

【第一节】

　　平躺在床板上，双腿伸直，两手的手掌贴住床板放于背后，紧缩下巴，抬头（图 10-1）。

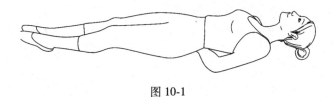

图 10-1

【第二节】

　　膝盖用力与双腿同时抬高至距床板 30~45 厘米的高度。用臀部与手支撑全身的平衡（图 10-2）。注意膝盖不要弯曲。

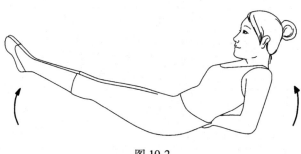

图 10-2

【第三节】

同时将肩膀与双腿放下（图 10-3）。但此时的膝盖也是用力伸直的。

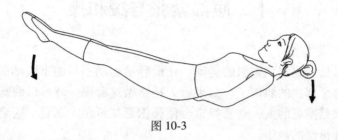

图 10-3

【第四节】

将肩膀和双腿同时放置于床板上，同时让腹部也稍微休息（图 10-4）。

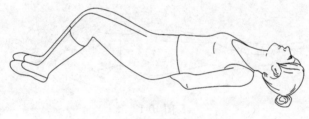

图 10-4

可是，腹肌没有足够力量的人，如果勉强做这个运动，就会损伤到肌肉。所以力量不够的人，最好在刚开始的时候避免做这个运动，等腹部肌肉已经锻炼到某种程度的时候，再尝试这套操比较好。另外，有腰痛疾病的人最好也不要做这套操。

十一、腹部缩进与恢复操

这套操会运动到整个腹肌。如果每天坚持不断地做，可以达到强化腹肌的目的。由于这套操是要配合呼吸一起做的，所以也可以刺激支撑横膈的力量。

这套操对于背部姿势不正确的人同时有矫正的作用。如果姿势不正确的话就会加重对肠的负担，这套体操有让肠道活动恢复正常的作用。

这套体操也会对肠内壁有很大的刺激，所以对刺激排便有很大的功效。

这套操初学者大约做 6 次，习惯之后可以一回做到 18 次。刚开始时可以比较缓慢，再做就要加快速度。

【第一节】

双手放置于床板上，双膝并跪于床板上。在膝盖下面放置坐垫或小枕头会比较容易完成（图 11-1）。

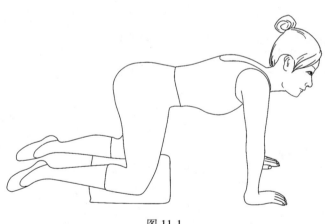

图 11-1

【第二节】

轻轻地吐气并紧缩腹部。这个时候要轻轻地把头往下垂，让身体成为弓的形状（图 11-2）。

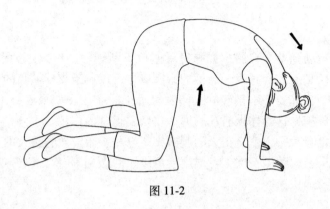

图 11-2

【第三节】

将头向上扬，恢复初始姿势。

十二、腰部回转运动操

如果身体外部做激烈回转运动，会促使肠内壁的活动更加活跃。本套操会让肠内部变得活跃，因此会让排泄更加顺畅。

这套操能帮助已经松弛的腹部再次紧缩，所以每天持续做这套操腹肌会更强壮，而帮助排泄的力量也会随之增强。此外，这个运动也会让脊柱的运动变得灵活，会增强腰部肌肉运动的效果，这样就可以锻炼下半身。

【第一节】

站在有靠背的椅子后50~60厘米处。大拇指往自己的方向放置，用手紧抓住椅背（图12-1）。

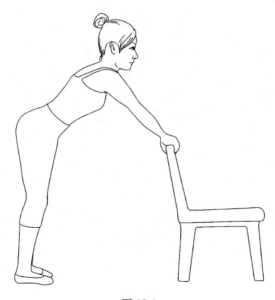

图 12-1

【第二节】

　　摇晃臀部，将腰往左边摇，接下来往右边摇，持续这样的动作 30~40 秒（图 12-2）。此时，要尽量注意紧缩小腹，不要摆动头部，将手臂尽量伸直，重点是脚要用力贴住地面。呼吸也是从鼻子静静地吸入。刚开始可以慢慢做，等习惯之后再加快速度。

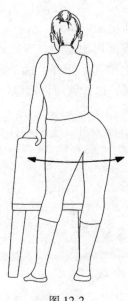

图 12-2

十三、腹式呼吸运动操

这是一套强化排便所需腹部压力的运动操。如果坚持每天运动，就会锻炼出能够顺畅地排便的腹压。

腹式呼吸法还有让心情放松的效果。为了解决便秘问题，首先就是要把心情放轻松，然后恢复原有的自主神经功能才是最重要的。

如果能够一边进行这套体操，一边默念"自己做这套体操一定会治好便秘"，这样一来，效果一定会事半功倍的。这套体操最基本的姿势就是站立，如果是躺在床上做的话也是很有效的。

【第一节】

双腿张开约 10 厘米，双手伸开放置于肋骨下方（图 13-1）。

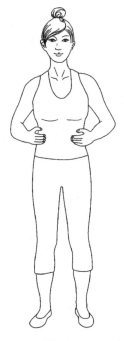

图 13-1

【第二节】

用鼻子将空气吸入并继续使空气遍布于整个胸腔，并且用双手轻轻将肋骨提起，这时记住要缩紧小腹（图 13-2）。

【第三节】

一边吐气一边将肋骨轻轻往下推。等空气完全吐完之后，再让胸部与腹部静静休息一会（图 13-3）。重复同样的动作 4~6 次。

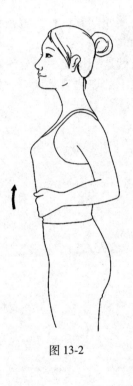

图 13-2

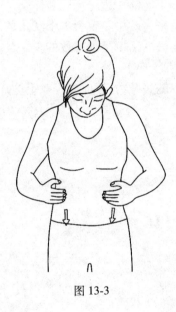

图 13-3

十四、便秘防治操

此操可促进肠胃运动，可治疗和预防便秘。

仰卧起坐。重复做 7~8 次。

<步骤一>　仰卧，双腿伸直，双臂伸直放在头侧（图 14-1）。

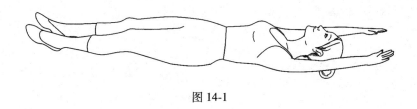

图 14-1

<步骤二>　从仰卧位坐起，姿势可以不限。坐起后体前屈至两手摸足尖（图 14-2）。

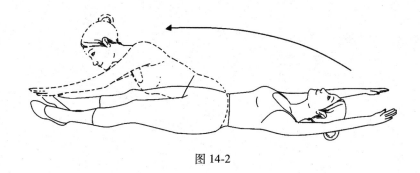

图 14-2

十五、便秘康复操

本节体操既可促进肠道蠕动，又可放松紧张情绪，从而解除便秘之苦。

【第一节】

<步骤一> 取直腿坐、两手在体后撑地姿势（图 15-1）。

<步骤二> 将两腿抬起屈膝收腿（图 15-2），然后伸直腿并不着地，这样像拉手风琴一样重复 30 次，以提高腹腔压力和促进肠道的蠕动。

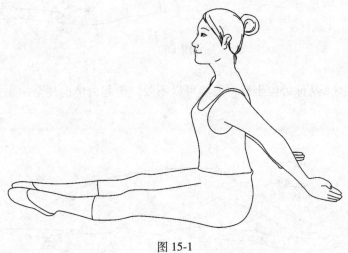

图 15-1

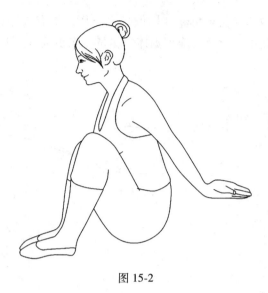

图 15-2

【第二节】

　　取仰卧位，两腿向上抬起离地 15 厘米高。踝关节像鸭子划水一样做足的屈伸动作，并坚持 20 秒钟（图 15-3）。

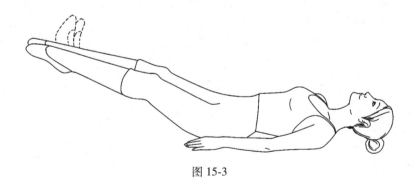

图 15-3

【第三节】

取俯卧姿势。两腿模仿自由泳一样做打水动作，能有效地提高腹腔压力，对缓解便秘有较好的效果。此练习应根据体力尽量多次重复（图15-4）。

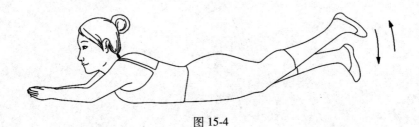

图 15-4